周産期メンタルヘルスのための

いちばん
やさしい
精神医学

〈編著〉

安田貴昭

埼玉医科大学総合医療センター
メンタルクリニック准教授

中外医学社

執筆者一覧（執筆順）

渡邉博幸　医療法人学而会木村病院 院長・千葉大学社会精神保健教育研究センター 特任教授

鈴木利人　順天堂大学医学部附属順天堂越谷病院メンタルクリニック 教授・院長

高橋由美子　群馬大学大学院医学系研究科神経精神医学

菊地紗耶　東北大学病院精神科 助教

竹内　崇　東京医科歯科大学病院心身医療科 准教授

清野仁美　兵庫医科大学精神科神経科学講座 講師

根本清貴　筑波大学医学医療系精神医学 准教授

安田貴昭　埼玉医科大学総合医療センターメンタルクリニック 准教授

福本健太郎　岩手医科大学神経精神科学講座 講師

木村　大　医療法人学而会木村病院 副院長・国際医療福祉大学精神科 講師

須田哲史　国家公務員共済組合連合会立川病院精神神経科 医長

山下　洋　九州大学病院子どものこころの診療部 特任准教授

伊藤賢伸　順天堂大学医学部附属順天堂医院メンタルクリニック 准教授

岡島美朗　自治医科大学附属さいたま医療センターメンタルヘルス科 教授

立花良之　国立成育医療研究センターこころの診療部乳幼児メンタルヘルス診療科 診療部長
信州大学医学部周産期のこころの医学講座 特任教授

北村俊則　こころの診療科きたむら醫院 院長

吉田敬子　医療法人風のすずらん会 メンタルクリニックあいりす 院長

コラム執筆者一覧（執筆順）

櫻澤真寿美　群馬大学大学院医学系研究科神経精神医学 公認心理師

浦野　葵　群馬大学医学部附属病院薬剤部 薬剤師

清水麻衣　東北大学病院総合周産期母子医療センター 公認心理師

信田絢香　東北大学病院総合周産期母子医療センター 公認心理師

森　洋子　兵庫医科大学病院 NICU・GCU 退院調整専従看護師

玉山有香　岩手医科大学附属病院医療福祉相談室 医療ソーシャルワーカー

奈良圭子　国家公務員共済組合連合会立川病院 医療ソーシャルワーカー

中野　彩　国家公務員共済組合連合会立川病院 公認心理師

高田加奈子　九州大学病院子どものこころの診療部 公認心理師

はじめに

　本書は妊娠中や産後の女性のメンタルヘルスを支え，ケアするために役に立つ精神医学の知識をまとめた解説書です．執筆者はすべて精神科医で，日々妊産婦さんたちに寄り添う周産期医療の現場の方々に向けて書いていますが，当事者とその家族，周産期のメンタルヘルスに関心のある精神科医，心理職などにも読んでいただける本をめざしました．

　周産期のメンタルヘルスケアは一部の専門家だけが行うものではありません．産科医，助産師はもちろんのこと，看護師，薬剤師，保健師，医療ソーシャルワーカー，事務職員，新生児科の医師や看護師，保健所や児童相談所の職員などあらゆる領域・職種のメンバーが互いに協力し合って行うチーム医療です．私たち精神科医はメンタルヘルスの専門家としての知識や技術を豊富にもっていますが，精神科医だけで妊産婦さんの心の健康を支えることはできません．精神科医の職能と経験は多職種多領域からなるチームのなかではじめて活かされることになります．

　医療者のなかにはメンタルヘルスに苦手意識をもつ人，精神科医に対して距離や遠慮を感じる人もいます．そこで「メンタルヘルスへの入り口として，やさしく読みやすい本」があればよいと思いました．そして，「精神科医はやさしいよ，気軽になんでもきいてね」といったメッセージも伝えたく，そのような思いを「いちばんやさしい」というタイトルにこめました．

　執筆した精神科医は第一人者としてこの分野を切り開いてきたベテランから，意欲と意気込みをもって取組みをはじめた若手まで「オールキャスト」の布陣になっています．みんな魅力ある個性的な面々で，その雰囲気が少しでも伝わるよう，勤務先の取組みについても紹介していただき，さらに一緒に働いているスタッフの方々によるコラムも掲載しました．

　妊娠出産は女性にとって命懸けの営みです．そのうえ心理的，社会的にも大きな変化と重圧が生じ，多くの女性が適切なケアを必要としています．それぞ

れの領域の専門職がやさしい気持ちをもってひとつのチームとしてまとまり，多くの妊産婦さんの助けとなれるよう，本書がその一助になればと願います．

2022 年 2 月

編者　安田貴昭

目　次

1 メンタルヘルス総論

医療法人学而会木村病院・千葉大学社会精神保健教育研究センター **渡邉博幸**

POINT 精神疾患を有する日本の患者数はついに 400 万人を突破しました．しかし，精神疾患についての理解は医療者間でもまだまだ十分とはいえません．本稿では，精神医学・医療特有の考え方として，正常と異常の捉え方（平均基準と価値基準），疾病性と事例性，生物・心理・社会モデルなどを取り上げ，簡潔に整理します．後半は，疾病性と事例性の乖離がみられる仮想事例をもとに，精神医療での考え方の一例を解説します．

はじめに

精神科を受診する患者数は増加の一途をたどり，2005 年には 300 万人を超え，2017 年現在，約 419 万人を突破しました．他の身体疾患が横ばいから低下傾向にある中で突出して目立っています．2013 年度から，がん，脳卒中，急性心筋梗塞，糖尿病に精神疾患が新たに加わり，5 大疾病となったことは記憶に新しいところです．しかし，従来から，精神科医療は障害福祉サービスの枠組みの中で位置づけられ，自治体，国の所管部署も身体科医療とは異なっています．このため，他科，他分野との相互理解や連携が難しいといわれています．また，この連携不全の根本には，精神医学や精神医療への誤解や偏見などもあるかもしれません．本稿では，精神医学や精神医療特有の考え方をいくつか提示して，簡単に解説します．相互理解の助けになれば幸いです．

精神医学はどういう分野なのですか？

精神医学は，人間の精神現象を扱う学問です．精神現象とは，感じたり，考えたり，意図したり，行動したりする「こころの動き」すべてを意味します．精神医学では，とくに「異常な精神現象」を取り扱うことになります．精神医学は，医学の中の 1 分野ではありますが，

身体医学と精神医学というように，大別されることもあります．

　精神医療は，「異常な精神現象」を「健康状態から逸脱した病理」とみなして，健康な状態に戻るように医学的な治療や介入をしようとします．しかし，ここでぶち当たる難問は，「精神の異常」「心を病む」ということを明確に定義できないということです．

「正常」と「異常」はどう判断するのでしょうか？

「統計的基準」と「価値的基準」とは？

　身体医学的，生物学的な考え方では，"「異常」とは，平均からの著しい偏りがある状態"を指しています．この場合の異常は，身体の構造的・生理的状態を示す計量化可能な臨床指標値によって統計的に定義することが可能です（もちろん，その指標値が変動することは多々あるのですが）．しかし，精神医学での異常・正常は，知能検査など一部の心理検査を除いて，平均基準を示すことは容易ではありません．たとえば，「不安だ」「気力が湧かない」「人から悪口を言われる」などの訴えについて，異常か正常かを数値で表すのは大変むずかしいのです．現在，脳科学の進歩により，精神機能を画像で測ることが可能となってきました．しかし，これらの手法が臨床的にどこでも活用できるようになるのは，まだ先のことです．

　では，精神医学では，どのような基準で精神の正常・異常を捉えているのでしょうか？　それは，価値的基準という考え方です．価値的基準では，その方が属している社会や文化，時代の中で共有される価値観や倫理，道徳，理念などから，どのくらい逸脱しているかを推量します．つまり，生理学的な視点ではなく，社会学的視点に立っているといえるでしょう．たとえば，ある方が精神症状を表すことで，周囲との大事な人間関係がどのように破綻したのかとか，行動化して近隣への迷惑行為に至る可能性がどのくらい切迫しているのかなどを推し量り，病状の程度をアセスメントし，治療・支援計画を検討するのです．

　このように，価値的基準では，人間の振る舞いや社会生活の理想的モデルを標準として，そこからどのくらいかけ離れているかで異常を

JCOPY 498-16030

判断せざるを得ないという限界があります．その限界ゆえに，精神医学において「異常・正常」を判断することは，集団や社会秩序の維持装置としての役割を否が応でも担わされたり，特定のマイノリティ集団への差別や矯正，排除に加担する危険性を常にはらむことを忘れてはなりません．

心を病むとはどういうことでしょうか？

「疾病性」と「事例性」

では，心を病むとはどういうことなのでしょうか？

まず，"病"を定義するには，"病でない状態"すなわち健康な状態とは何かを考えてみます．WHO（世界保健機構）の健康の定義によれば，「健康とは，病気でないとか，弱っていないということではなく，肉体的にも，精神的にも，そして社会的にも，すべてが満たされた状態（Well-being）にあること」とされています．ここで社会的価値観がすでに健康の定義に入っていることは重要な意味をもちます．実は，身体医学においても，健康の定義は平均基準だけで成立するものではありません．また，病を持っているとしても，肉体的，精神的，社会的に満たされることは不可能ではないことを，このWHOの定義は示しています．

そこで，再び，「心を病む」とはどういうことなのかを，WHOの健康の定義と前項（P.2）で紹介した価値基準を組み合わせて説明すると，「精神的に円満でない状態が生じ，その人の生きている世界の文化や慣習，価値観などと照らして許容されないほど逸脱した結果，生活機能が損なわれ，社会の中で本人または周囲に不利益が生じていること」とまとめられるかもしれません．

この説明での，①精神的に円満でない（欠落した，不安定な）状態は，「疾病性」に当たります．疾病性は，まさに身体医学において，症状やその重症度によって，病態の重さを判断するのと同様，精神医学においても，精神疾患の症状や程度によってある程度，一定のコンセンサスをもとに示せる概念です．一方，②社会生活上の不利益は「事例性」の問題につながります．

事例性（caseness）とは，疾病性の結果として，どの程度の社会的影響，不利益が生じるかを示すものです．たとえば，「遅刻が多い，急に成績が下がった，家庭内暴力，高額な借金，友人とのトラブル」など生活上のさまざまなイベントを指し，疾病を持った個人の社会適応（とその不全）を判断するために必要な概念です．

　事例性は，本人の振る舞いのみでなく，本人を取り巻く環境や対人関係の中で，誰が，どのようなことを“問題”とみなし，どのような気持ちや行動に至っているかも含めて捉えます．疾病性は軽症なのに，本人の生活状況や環境などの修飾により，重い事例性を帯びることもあります．またその逆に疾病性は重篤であるにも関わらず，事例性はほとんど目立たないケースも経験します．たとえば，幻聴が活発で独り言が激しくても，隣家が遠く離れているのであれば，もしかしたら独り言は問題にならないかもしれません．

　しかし，壁一枚を隔てた集合住宅での暮らしであったらどうでしょうか？　隣家は大声で独語をしている声を耐え難い騒音と捉えて困惑，立腹するでしょう．体調を崩す人も出るかもしれません．その結果，当人の言動・行動を迷惑がったり怖がったりして，警察や保健所に通報し，必然的に患者と周囲との大きなトラブルに発展するかもしれません．

　精神医療においては，単に疾病性のみで病状の軽重を判断するのではなく，それ以上に事例性を十分評価して治療や介入の判断材料としています．つまり，精神症状によって，どのような生活上の困難が生じており，誰がどのように困っているかを治療介入の目安にしているのです．

生物・心理・社会モデル（bio-psycho-social model）

　精神医学では，医学モデルと社会モデルを統合した「生物・心理・社会モデル」で当事者の病悩を理解します．医学モデルは，疾病や傷害などその人の状態によって引き起こされた結果として「障害（disability）」を捉えます．つまり，障害は個人の健康状態の欠落であり，それ故に医療や介入を必要とするのです．一方，社会モデルは，障害を不十分な社会環境によってつくられたものとみなします．生

JCOPY 498-16030

物・心理・社会モデル（bio-psycho-social model）は，両者を統合し，障害を症状など個体に起因する要素と，環境要素の双方が相互に関連して，その人固有の障害を生じているという見方です．

さらに，2001 年に WHO（世界保健機関）で採択された国際生活機能分類 ICF「International Classification of Functioning, Disability and Health」は，障害のみでなく健康な生活機能も含めて人間を理解するという理念を基本に据えました．

近年，精神医療の目標は，当事者の「リカバリー」であるという考えが浸透してきました．今日，リカバリー概念には 2 つの意味があります．1 つは，「臨床的リカバリー」といって，治療や介入の効果判定の客観的指標となりうるものです．2 つは，「パーソナルリカバリー」といって，当事者本人の主観的な人生観を重視し，"精神疾患による種々の制限があったとしても，充実した生活が送れること"を目標とするというものです．日常臨床では，特に後者が強調され，障害の中でも当事者が示す強み（ストレングス）を見い出し，その力が発揮できるように手伝ったり，環境に働きかけることが重視されています．

精神医療における急性期モデルと慢性期モデルとは？

身体疾患では，感染症や急性心不全，脳卒中，外傷など，命に関わる重篤な身体症状が急激に生じて，救急・急性期治療が導入されます．急性期治療のみで完結し，後遺症を残さず治癒する場合も多々あります．しかし，たとえば，脳卒中の急性期を乗り越えたあとに，肢体運動障害や言語障害が残り，機能回復のためのリハビリテーション治療に引き継がれることもあります．あるいは，急性症状の原因検索のなかで，生活習慣病やがんなどがわかり，長期療養や生活改善のための外来通院治療に移行することもあるでしょう．

精神医療の場合はどうでしょうか？ 前述した，生活習慣病（糖尿病や高血圧症など）と同じように考えると理解しやすいかもしれません．

たとえば，代表的な精神疾患である統合失調症，うつ病，双極性障害を考えてみましょう．これらの疾患は，症状が急激に悪化し，誰の

目にもはっきりと病状とわかる急性期症状がありますが，そのまま短期間の急性期症状のみで治癒することはまれです．統合失調症では，幻覚や妄想が活発になる急性期のあとに，回復期を経て安定期（慢性期）に移行し，障害の軽重はあれ，何らかの後遺症（慢性期症状）を残すことが多いのです．その場合の慢性期症状は，脳の認知機能の障害であり，その結果として生活能力が下がってしまうことがあります．

　うつ病や双極性障害は，急性期を乗り切ったあとは，通常の生活を営むことができるまで回復することが一般的ですが，適切な治療を継続しないと，再び急性期症状が再発することも多いため，長年の治療継続を余儀なくされます．

　よく，「症状が治ったから，もう治療は受けなくていいのですか」と尋ねられることがあるのですが，その点，精神科医は端切れが悪いのです．治療をやめてしまうと，再発しやすいこと，また何らかの後遺症を残すことがあり，それは日々の生活機能への影響として現れることを丁寧に伝える必要があります．

　このように，精神疾患で急性期症状と慢性期症状が経過の中で連続するような場合は，急性期モデルと慢性期モデルの両方の治療アプローチが必要です．また治療中断などにより慢性期／安定期でも容易に急性症状が出現する（急性増悪といいます）こともありますので，慢性期モデルの中に急性期モデルを加えて治療計画を組まねばなりません．その点で，精神科医療は救急・急性期治療と慢性期治療を厳密に役割分担することは難しく，急性期治療の中でも慢性期治療を見据えて介入し，慢性期治療中であっても，速やかに急性期治療に移行できるように準備しておくことが求められます．

　身体科治療やケアでも同様ですが，急性期症状に対しては，生命や安全の確保（自殺防止やその人の地位や職など社会的生命も含みます），主たる症状の軽減，家族などの重要な他者との人間関係の破綻防止などを図るため，迅速かつ的確な問題解決指向の治療を提供します．意識障害で疎通が取れない方に家族の同意で身体救急処置を行うように，病識のない方に対して，家族等の同意により入院治療を行うこともあります．

6

　一方，慢性期・維持期では，生活機能の回復を図るためのリハビリテーション（デイケアでの集団活動や家事練習，人とのコミュニケーションのとり方，就労準備支援など）が提供されます．しかし，十分な回復に至らず，生活障害がさまざまな程度で残ってしまう場合は，ホームヘルプサービスや訪問看護などを導入し，生活障害があっても，社会への参加制約を最小限にするような医療・福祉サービスを提供します．慢性期・維持期は症状の軽減以上に，当事者の回復への希望や生活の目標，そしてその方に備わっている，あるいは病の中で身につけた適応力（ストレングス）を当事者と探り，その力が十分に発揮できるような環境を設定することが支援の主眼となります．これを「ストレングスモデル」といいますが，まさに慢性期モデルはストレングスモデルで考えると理解しやすいと思います．

疾病性と事例性：2つの事例から考える

※以下の2事例は，筆者が臨床で経験した複数の事例を，プライバシーに配慮して骨子を損なわない形で改変して提示しています．

事例1：統合失調症のAさん

　Aさんは，大学1年生のときに発症した統合失調症の28歳の女性です．幻聴で「君は結婚して幸せになれる」という天使のお告げに左右されてしまい，夜中に出奔したり，咎める家族と諍いが絶えませんでした．病識を欠き，服薬も不規則でした．あるとき，「生理が止まった，薬のせいだ」と訴えがあり，家族から服薬状況を確認しましたが，ほとんど薬は飲んでいないということでした．統合失調症の治療薬には，血中プロラクチン分泌を促進することで，続発性無月経をきたす副作用を生じるものがあるのですが，Aさんには考えにくいことでした．Aさんの了解を得て妊娠検査を行ったところ，妊娠陽性という結果がでました．男性パートナーははっきりしませんでしたが，Aさんは出産を望み，服薬や精神科治療はことごとく拒否しました．妊娠中Aさんは幻覚妄想状態の中にありましたが，ご両親，ホームヘルパー，地域保健師，訪問看護師の尽力を得て，無事出産を迎えました．精神科と産科のある病院に産後2カ月までは通い，その後元の

外来に再度通い始めました.

　相変わらず，言動は妄想的で幻聴も時々あるようでしたし，子育てもおぼつかないところもあり，保健師が引き続き手厚い支援を続けていました.しかし，ある再来受診のとき，外来の待合室で周囲を意に介することなく，やや調子外れの子守唄を歌いながら，愛おしそうに授乳をしている姿に，雷に打たれたような感動を覚えました.この母子にこれからもさまざまな苦労がついてまわるであろうことに厳しい気持ちになりながらも，医療視点では表現できない人間の尊さを感じ，「この母子に祥あれ」と願わずにはいられないのでした.

事例 2： パニック症の B さん

　B さんは，一流大学を卒業後，やはり一部上場の有名企業に就職，職場で知り合った有能な男性と結婚後 2 年目に出産を迎えました.

　順風満帆に見えた家庭生活でしたが，産後 2 カ月のときに，夜間に急に過呼吸や動悸が出現し，不眠が続くようになりました.助産師のすすめで，精神科を受診し，パニック症と診断されました.周囲からみれば，家事育児は完璧にこなしているように見えましたが，本人の自己肯定感は乏しく，不安発作をおそれて，寝ることもできないということでした.B さんの夫は妻のことを気にかけてくれているのですが，妊娠中から単身赴任をしており仕事に忙殺されていました.B さんの実家には，ちょうどその頃，妹さんが里帰り出産・育児中で，ご両親はその世話で手一杯でした.また，夫の両親とは，結婚をあまり快く思われなかった経緯があり，疎遠となっており，B さんが一人で子育てをしなければならなかったのです.さらには，出産して家族が増えることを見越して，夫婦で多額なローンを組んで高層マンションを購入し引っ越した矢先でしたが，周囲に知り合いのいない中で，心細い思いをしていたのでした.

　このような生活状況を一通り話し終えたあと，B さんは逡巡しながら，「実は子どもがちっとも可愛いと思えなくて，母親として失格であること，育児の本をみながら義務感で世話をしていること，赤ちゃんに泣かれると，自分のほうが泣きたいと怒鳴りたくなること，一度は，泣いている赤ちゃんを置きっぱなしにして，買い物にでかけてし

JCOPY 498-16030

まったこと，夜に窓から飛び降りようとしたこと，そういう姿を家族に見せられなくて，誰にも相談できないこと」を泣きながら打ち明けたのでした．

　この2つの事例は，周産期メンタルケアにおける，疾病性の重さと，事例性の重さが必ずしも一致しないことを示しています．1例目のAさんは，疾病としては統合失調症の方であり，幻覚妄想も活発で，生活には相当の専門的支援を要しています．しかし，育児について粗いところもあるのですが，子育て支援は拒否せず積極的に受け入れながら，「愛すべき誰かに必要とされる人生」を体験しています．

　一方，2例目のBさんは，経済的には好条件の中での出産であり，外から見れば完璧な育児をしているように見えていても，内心は孤立の中で自信を失い，子どもへの愛着を感じられず，不適切養育や自殺企図のリスクが切迫しています．どちらが，より重症だということではなく，疾病性と事例性の双方を十分把握した上で，どのような支援が必要なのかを多くの支援者と検討・共有することが大切です．

参考文献

- 厚生労働省. 平成29年（2017）患者調査の概況. 〈https://www.mhlw.go.jp/toukei/saikin/hw/kanja/17/dl/kanja.pdf〉
- 下山晴彦. 臨床心理学における異常心理学の役割. In; 下山晴彦, 丹野義彦, 編. 講座臨床心理学3: 異常心理学Ⅰ. 東京: 東京大学出版会. 2002; p21-40.
- 世界保健機関憲章. 〈https://www.mofa.go.jp/mofaj/files/000026609.pdf〉
- 岩崎弥生, 渡邉博幸, 編著. 新体系看護学全書　精神障害をもつ人の看護. 東京: メヂカルフレンド社. 2019; p.4.
- Engel GL. The need for a new medical model: a challenge for biomedicine. Science. 1977; 196: 129-36.
- World Health Organization: International Classification of Functioning, Disability and Health (ICF). 〈https://www.who.int/standards/classifications/international-classification-of-functioning-disability-and-health〉
- Van Eck RM, Burger TJ, Vellinga A, et al. The relationship between clinical and personal recovery in patients with schizophrenia spectrum disorders: A systematic review and meta-analysis. Schizophr Bull. 2018; 44: 631-42.
- 渡邉博幸. 統合失調症の経過 ― 発症率・再発率・回復率・就労率を中心に. In; 笠井清登, 編. 講座精神疾患の臨床2: 統合失調症. 東京: 中山書店. 2020; p.178-87.
- チャールズ・A・ラップ, リチャード・J・ゴスチャ, 著. 田中英樹: 監訳. ストレングスモデル 第3版 ―リカバリー志向の精神保健福祉サービス. 2014; 東京: 金剛出版.

Q&A

 従来診断と操作的診断とは何ですか？

 精神科では従来から「成因を考慮した暫定診断」を繰り返しながら，確定診断に近づける「診立て」という診療文化があります．

　ここでいう成因とは，①外因性：脳に直接侵襲をおよぼす身体疾患によるもの，②心因性：性格や環境からのストレスなど心理的原因によって生じるもの，③内因性：原因不明であるが，遺伝的要素が背景に想定されるものの3つに大別されます．それぞれ治療法や経過の違いがあることから，まずはこの3つのどれに当たるかを的確に見通すことが大事にされたのです．

　しかし，遺伝子研究や脳画像研究など生物学的研究の進歩により，上記の概念的な成因論は成立しない面が生じてきました．また，世界規模の研究や疫学調査などのために，各国でバラバラであった精神疾患の診断の標準化を図る必要が生じ，操作的診断基準が作られました．現在，世界的に用いられているのは，米国精神医学会による『精神疾患の診断・統計マニュアル第5版（Diagnostic and Statistical Manual of Mental Disorders. 5th Edition: DSM-5)』ですが，今後，国際疾病分類第11版（International Classification of Disease: ICD-11）も登場する予定です．

 病態水準（神経症水準，境界例水準，精神病水準）とは何ですか？

 心理的苦悩や精神症状に対して，どのような心持ちでいられるかは，その人のパーソナリティの成熟度合いによって異なります．いいかえれば，どのような防衛メカニズム（その人にとって苦悩・苦

JCOPY 498-16030

痛を感じる葛藤状態に対する対処様式）を持っているかに依っているともいえます．そのレベルを病態水準と呼びます．

　病態水準は，神経症水準，境界例水準，精神病水準の 3 つに分類されます[1]．神経症水準とは，現実検討能力が保たれ，成熟した防衛機制を用いることができます．

　境界例水準は，現実検討能力は保たれますが未熟な防衛機制をとりがちです．精神病水準では，現実検討が失われ，妄想や非論理的な考えや行動を生じます．現実生活との乖離や対人・社会との軋轢を生じやすい後二者の場合は，より多くの支援を必要とします．

1) 池田政俊．心理臨床におけるパーソナリティの見立て．帝京大学心理学紀要．2008; 12: 33-50.

学而会木村病院

住所　千葉県千葉市中央区東本町 6-19
website　https://gakujikai.jp/kimura/
病床数　130 床

　取組みは後記（P.106）を参照してください．

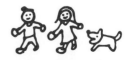

2 精神科医アラカルト・周産期メンタルヘルス専門の精神科医への道

順天堂大学医学部附属順天堂越谷病院メンタルクリニック **鈴木利人**

POINT 精神科医は，一定の研修を終えるとさまざまな専門領域に進むことがあります．本書でご紹介している周産期メンタルヘルス領域もその一つです．国内では，多職種連携による周産期メンタルヘルスの活動を行う上で，専門性を持つ精神科医の協力を期待しています．周産期メンタルヘルスに関する精神科医の必要性や専門性に必要な技量，そして地域への貢献度についてお話します．さらに国内における近年の精神科領域におけるガイドライン作りについても現状をご紹介します．

　それに先立ち，前半部分は精神科医の一般的な仕事や技量の向上の課題，さらに入局後のさまざまな専門性の獲得や多岐にわたる精神科医の役割，題して「精神科医アラカルト」についてお話をします．

精神科医アラカルト

精神科医の仕事と技量の獲得

　精神科医の仕事は，心を病む人々の訴えに傾聴し，その悩みから抜け出すために精神療法や，必要であれば薬物療法などを行うことです．はるか昔の昭和の時代は，医学部卒業後はすぐに精神科に入局し精神科医として研鑽を積む道を歩んでいましたが，精神科医が身体疾患への対応がほとんどできない（たとえばX線写真を読めない，心電図を読めない，血液データを読めないなど）などの問題点が指摘され，やがて卒業後は初期研修として最低2年間はすべての研修医がさまざまな診療科で研修を積み，その後に精神科に入局するような制度になっています．

JCOPY 498-16030

精神科医にとって，最も重要な技量の一つに病歴聴取があります．精神科における診断法は，血液検査や画像検査などの客観的検査による診断ができないことが多いので，患者さんとの問診（具合の悪さの聞き取り）により患者さんの辛さとこれまでの経緯を病歴として作成することになります．患者さんの状態を聴取するには，患者さんの訴えに共感し傾聴することで患者さんが語りやすい状況を作るようにすることが大事になります．しかし，これだけで病状を判断することは危険です．これでは患者さんが思うままに病気になったようにみせかけたり，急に治ったようにもみせることもできるからです．これを"詐病"といいます．このため，患者さんの訴えだけではなく，その表情や態度，雰囲気，医療者に伝わる深刻さなどを慎重に観察する必要があります．また家族から見た客観的な患者さんの評価にも注目する必要があります．したがって，患者さんの本当の病状をいかに把握できるかが，精神科医にはとても重要な技量になります．

精神科医を悩ますことの一つとして，「病識の欠如」というものがあります．病識とは，「自分が病気にかかっているという自覚（または意識）」を指します．精神疾患の一部では，妄想的な考えが生まれることがあり，仮に「周囲から悪口を言われている」という事実と異なる状況をあたかも真実であると確信してしまうことがあります．また物忘れにしても，明らかに存在するにもかかわらず，「自分は物忘れなど一切ない」と主張する患者さんもいます．このような自覚のない患者さんに接する際は，通院や入院を継続させる際に大変な苦労します．

精神科医のキャリアアップと専門性

臨床研修を重ねると，やがて厚生労働大臣が指定する精神保健指定医や基幹学会である日本精神神経学会の専門医や指導医の取得を目指すようになります．精神保健指定医は特別な国家資格であり，その取得には医師経験5年以上，精神科医経験3年以上を必要とします．所定の精神疾患の経験レポートを提出し審査を受けますが，取得後は医療保護入院や措置入院に関して手続ができる資格をもちます．

専門医の取得も，一定期間の研修期間や指定されたさまざまな精神

疾患を診療した経験を示すレポートの提出，さらに筆記試験と面接試験の合格により取得できます．

　もちろん，指定医や専門医がなくても精神科医として活動はできます．しかし，その後，さまざまな方面に活躍する際に，精神科病院に勤務する医師は医療保護入院や措置入院に対応できるようにするため指定医の取得を目指します．メンタルクリニックを開業する医師は，自身がこの領域の専門医であることを標榜するため専門医の取得を目指します．大学病院に勤務する医師は，これらの取得のほかに研究活動を行うため専門性の確立を目指します．精神薬理学，精神生理学，精神病理学，老年精神医学，児童精神医学などさまざまな領域があります．この本で紹介される周産期メンタルヘルスもその一つです．このほか，総合病院の中の精神科（あるいは心療内科）に勤務する医師，大学の心理学系・教育学系の学部に勤務する医師，精神保健センターなどの公的機関で行政職として勤務する医師など進む道は意外に多いです．とくに精神科病院は全国におよそ 1,100 病院あり，大多数の精神科医がそこで勤務しています．しかし，2000 年以降全国的に精神科の診療所，すなわちメンタルクリニックが数多く開設されるようになりました．開業にあたり大規模な設備を必要としないことも，開業ブームに火をつけていると思います．今後もさらに増加すると予想されます．

標榜する診療科名の混乱

　前半の最後は，標榜している診療科名のお話です．皆さんが日頃から思っている疑問だと思います．一つ目は，「精神（神経）科」と「（脳）神経内科」の違いです．後者は，脳梗塞やパーキンソン病など脳に器質的な病変が生じて手足などの動きや感覚が障害される疾患を対象にしています．つまり，「精神（こころ）」ではなく，「神経」を診る診療科になります．二つ目は，「心療内科」や「メンタルクリニック」の存在だと思います．主に大学病院では，「精神科」，「精神神経科」を標榜しますが，総合病院では「心療内科」，「こころの診療科」，「メンタルクリニック（ヘルス）」などの標榜が目立ちます．

　しかし，実際はどちらも精神科医が通常の精神医療の仕事をしてい

るだけで，異なる病気を診ているわけではありません．患者さんが精神科を受診しやすくするために，また精神科へのスティグマ（偏見）を軽減するために工夫された診療科といえます．ただし，一部の大学病院では院内に「精神科」と「心療内科」が分かれている病院があります．前者は統合失調症や双極性障害などを，後者は摂食障害や心身症などを診療して住み分けているのです．

周産期メンタルヘルスと精神科医

周産期メンタルヘルスの時代が到来する予感

　　後半は，周産期メンタルヘルスのお話をします．数十年前のわが国では，周産期に関する精神医学への関心は低く，当時の精神医学の教科書ではこの分野の記述はきわめて乏しいものでした．このような傾向が2000年以降もしばらく続いていたことにより，今もなお周産期の患者さんの診察に消極的な精神科医が数多く見られているわけです．

　　実は，精神科の現場では病気にブームというものがあるように思います．まるでファッションや嗜好品，文化に流行があるかのようです．1980年代までは，精神科医が診察する代表的な精神障害は統合失調症（当時は精神分裂病）や双極性障害（当時は躁うつ病），重症のうつ病が大半でした．その後，国内では摂食障害という病気が注目されるようになり精神科病棟にしばしば入院するようになりました．さらにその後は認知症（当時は痴呆）を診る時代がやってきました．精神科の病院に，ついに認知症専門病棟が作られるようにもなりました．そして2010年以降，精神科の現場では発達障害が注目される時代がやってきました．児童を診察するというわけではなく，いわゆる大人の発達障害が注目された時代です．そして今日ようやく「周産期メンタルヘルス」が注目される時代が来つつあるように思います．

　　かつては「精神科医の私は，認知症など診たことがないので診れない」，「大人の発達障害は専門ではないので診れない」という時期がありましたが，今日そのような声は随分と聞かれなくなりました．したがって，今もなおまだ「周産期メンタルヘルスは専門ではないので，

……」という時期かもしれませんが，これまでの歴史の繰り返しを考えると，近い将来この分野にも対応する精神科医は多くなってくる可能性はあると期待しています．

周産期メンタルヘルスに対応する精神科医の必要性

精神科医における周産期メンタルヘルスの活動のレベルは，現状では国内においてかなり地域差が生じていると考えられます．妊産婦さんが精神疾患に罹患した場合，行き当たりばったりで精神科医を探し，断られてはまた探している地域がある一方で，かなり充実した体制下で組織的に患者さんを円滑に地域の精神科医に紹介できている地域もあります．後者の場合，やはり躊躇なく周産期の患者さんを診察してくれる精神科医の存在が大きいと考えられます．地域の多職種連携の周産期メンタルヘルス活動の向上には，その地域に貢献する精神科医の養成がぜひとも必要です．

周産期メンタルヘルス専門の精神科医の養成と専門外来

周産期メンタルヘルスを専門とする精神科医の養成には，当然必要とされる知識や技量，経験などがあります．安易に頼み込んで診療をお願いする精神科医を増やしても，質の低下を招くリスクもあります．そこで，私なりに必要とされる知識や技量などの項目を 表1 にまとめてみました．

内容は多岐にわたりますが，この中で向精神薬の胎児への影響や授乳と薬物療法，産後の精神障害などの項目は，相談頻度が最も多く非常に重要であると考えられます．一方で，この3つの項目に対する精神科医の苦手意識は随分と強く，周産期の診療に消極的な理由になっていると考えられます．

たしかにこれまでは知識の習得も容易ではなかったのですが，実はこの10年間で精神科領域における周産期メンタルヘルスの注目度が大きく上昇しています．国内の月刊雑誌では，この領域を特集する機会が非常に増えています．数カ月に1回は精神科のどこかの雑誌で特集が組まれている状況です．同時に周産期メンタルヘルスの専門書も出版されるようになりました．もちろん，それまでも書籍がなかった

JCOPY 498-16030

表1 周産期専門精神科医に必要とされる要素

A) 精神医学的技能として
　1) 周産期における精神疾患の特徴，産後精神障害の理解とその対応
　2) 精神科診断能力と症状の重症度評価
　3) 自殺リスクへの予防対応
B) リスク・ベネフィットの対応技能として
　1) 向精神薬の母体・胎児への影響
　2) 未治療・不十分な治療による母体・胎児への影響
　3) 授乳と薬物療法
　4) 周産期における医療倫理
　5) リスクコミュニケーションの能力と治療選択
　6) 医療関係訴訟における法曹界の考え方に関する知識
C) 多職種連携の技能として
　1) 院内周産期チームとの連携技能
　2) 行政機関との連携技能

わけではありませんが，たとえばある向精神薬の催奇形性のリスクが記載されていても，これが本当に国際基準の評価なのであろうか，このリスクは患者さんに処方してもよいという意味なのかなど，現場の精神科医は迷うことが多く診療場面で十分には活用できていかったわけです．さらに 2000 年以降に，次々と国際的に信頼性の高い多くの研究結果が報告され，それらに基づき欧米で周産期メンタルヘルスに関するガイドラインが作成されるようになりました．これにより，海外の報告結果をまとめて専門書や特集論文に紹介できるようになり，この領域に専門性を有する精神科医が生まれる契機となりました．

精神科の養成・連携体制づくり

専門外来の開設と地域の多職種参加型研究会の発足

　　ここからは，専門性を有する精神科医をどのように養成し，院内や地域における多職種の連携をどのように作るかについて考えてみます．以下に，県内の周産期メンタルヘルス活動が比較的活発となったA県の状況を紹介してみます．

　　A県では，県内のB大学病院で周産期メンタルヘルスに興味を持った精神科医C先生が名乗りを上げ，やがて産婦人科スタッフと周産期メンタルヘルスのチームを作りました．精神科医や産婦人科医

だけではなく，助産師，精神保健福祉士，薬剤師なども加わり，多職種連携ができるようになりました．C先生は，やがて大学病院の多職種チームを核として，県内の総合病院のスタッフや行政の保健師さんなどにも声をかけて，A周産期メンタルヘルス研究会を発足させました．発足後は，年に数回の勉強会や意見交換会などを行っています．一方で，課題もでてきました．県内には周産期メンタルに対応する精神科医が大学病院にしかいないことでした．また精神疾患を合併した妊婦さんの分娩に対応してくれる産婦人科医院も数カ所しかないことも挙げられました．

　ここでのポイントは大学病院の活動です．大学病院ほどスタッフや設備の充実した病院はありません．多職種連携も単科病院に比べて容易です．顔の見える連携こそが実は非常に重要であり，紹介状でやり取りはするが面識が一度もないという単科のメンタルクリニックと産婦人科病院の医療連携も多々あるものの，そのような連携はいつ信頼関係が崩壊するかのリスクを持っています．

　一方で，大学病院以外の市中の総合病院で，同様な体制を組むことは容易ではありません．大きな障壁となっているのが，院内で常時勤務（常勤）する精神科医の数です．実は多くの総合病院では常勤の精神科医がいないのが現状です．ましてや精神科病棟はありません．仮に常勤の精神科医を配置できたとしても一人体制が圧倒的に多いのです．たった一人の精神科医に，院内のコンサルテーション業務（一般診療科からの依頼で入院患者さんの精神的不調に対して診察を行う活動）や緩和ケア活動が任され，日々の勤務は多忙を極めています．このような状況では，周産期メンタルヘルスの専門性の高い活動を依頼することは現実的ではありません．さらに非常勤の精神科医（通常，週に1日外来診療を行う）ではなおさらです．このような手薄な精神科医の配置は，主に精神医療に関わる診療報酬の低さによることが多く，手厚い精神科医の配置は病院経営を圧迫しかねない重大な問題であり，簡単に解決できるような問題ではありません．

　むしろ単科の精神科病院や精神科（メンタル）クリニックの先生方に周産期メンタルヘルスの専門性をお願いするほうが，可能性があるかもしれません．実際に，この分野にかなり力を入れている精神科病

JCOPY 498-16030

院やメンタルクリニックは国内に存在しています．徐々にこのような傾向が全国に拡大してくれることを期待しています．

周産期メンタルヘルス領域のガイドライン作りの状況

　精神科領域における近年の周産期メンタルヘルスの関心の高まりをうけて，国内の精神科関連学会によるガイドライン作りが立ち上がるようになりました．ガイドラインの普及，啓蒙により，専門性を有する精神科医だけではなく，一般の精神科診療を行っている精神科医でもこれらを利用して周産期の患者さんに対応できるようになることを目指しています．

　国内では，2017年4月に日本周産期メンタルヘルス学会と日本産婦人科学会，日本産婦人科医会が協力して，周産期メンタルヘルスコンセンサスガイド2017が作成されました．国内初の本格的な周産期メンタルヘルスに関するガイドであり，精神科医や産婦人科医，看護師・助産師，臨床心理士，薬剤師，保健師など幅広い職種を対象としたガイドとなっています．20項目の臨床疑問が設定され，薬物療法・修正型電気けいれん療法に関する項目（8項目），多職種連携・情報共有に関する項目（4項目），精神症状のスクリーニングに関する項目（3項目），助産師・看護師の役割に関する項目（2項目），心理的介入・社会支援に関する項目（3項目）から構成されています．

　さらに，2020年日本精神神経学会と日本産科婦人科学会が合同で，「精神疾患を合併した，あるいは合併の可能性のある妊産婦の診療ガイド」の作成に着手しています．2020年6月にまず総論編が公開されました．総論編は，精神疾患合併または既往歴がある女性に対するプレコンセプションケアやエジンバラ産後うつ病自己評価票（EPDS）の使用方法，自殺念慮のある妊産婦への対応などが取り上げられています．各論編は，統合失調症や双極性障害，摂食障害，発達障害などさまざまな精神疾患が取り上げられ，2021年4月に公開されています．このほかにも，統合失調症や気分障害の薬物療法に関してそれらを専門とする学会から，妊娠・授乳と向精神薬に関して国際水準に準拠したガイドラインの作成が進められています．

　周産期メンタルヘルスの領域には実に複雑かつ多様な背景をもつ患者さんが多く，また全国的に周産期医療の医療水準なども均一化していない現実があります．このため，一律的にガイドラインを応用できない状況も想像できます．これらの問題を克服するには，医療者や患者さんの周産期メンタルヘルスリテラシーを高めることが重要になります．周産期メンタルヘルスリテラシーとは，妊産婦のメンタルヘルスに関する適切な知識，すなわちエビデンスレベルの高い知識に基づく健康向上に向けた取組みを指します．精神疾患を有するハイリスク妊産婦患者さんの診療には，しばしばある程度のリスク（副作用）と同等のベネフィット（恩恵）を伴う行為を実施すべきかの判断を迫られる状況に直面することがあります．圧倒的にリスクが高ければ，誰でも回避する道を選択し，ベネフィットがリスクを圧倒的に上回っていれば，容易にその道を選択できます．しかし周産期メンタルヘルスの領域は，しばしばどちらの道を選択すればよいか悩まされることがあります．このような状況での患者さんやご家族と医療者側との話し合いをリスクコミュニケーションといいます．そこでは，両者の間で適切な情報を共有し合い，患者さんの価値観を大切に考えた上で，患者さんと家族による最終的な意思決定が行われることが大事になります．

参考文献

- 鈴木利人. 精神科医の周産期メンタルヘルスリテラシー向上のための課題. 総合病院精神医学. 2018 ; 30 : 319-26.
- 鈴木利人. 周産期メンタルヘルスリテラシーの向上を目指して. 臨床精神医学. 2020 ; 49 : 829-35.
- 鈴木利人. 「健やか親子 21（第 2 次）」の中間評価結果から見えてきた課題精神科領域における課題 — 妊産婦メンタルヘルスを中心に. 日本医師会雑誌. 2020 ; 149 : 566-58.

JCOPY 498-16030

順天堂大学（医学部附属順天堂越谷病院）

住所 埼玉県越谷市袋山 560 番地

website https://hosp-koshigaya.juntendo.ac.jp/
departmentinformation/mentalclinic/

病床数 226 床（内，精神科急性期病床 48 床）

取組みは後記（P.154）を参照してください．

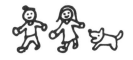

わたしたちの町で，精神的に悩んでいる妊産婦の方を円滑に診ていけるようにするには，どのようにすればいいでしょうか？ 国内には，うまく機能している地域があるのでしょうか？

国内では，周産期メンタルヘルス体制の充実度にはバラツキがあるようです．大学病院の「産婦人科と精神科の連携を中心として，総合病院，精神科病院，メンタルクリニックが連携して機能している地域があります．そこでは，さらに○○周産期メンタルヘルス研究会を組織して勉強会や情報交換会を定期的に実施しています．しかし，このようなシステムは人口的に中堅レベルの県でうまく機能している一方で，大都市や過疎地域では今後の大きな課題といえるでしょう．

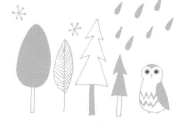

1 統合失調症

群馬大学大学院医学系研究科神経精神医学 **高橋由美子**

POINT　統合失調症は幻覚や妄想という特徴的な症状とともに，生活への支障が生じることの多い疾患です．その病状や経過は人によって大きく異なりますが，近年では薬物治療の進歩や早期治療，精神科リハビリテーションなどにより高い回復率が見込めるようになっており，社会復帰されている方も少なくありません．一方で，ちょっとした日常変化やストレスで病状が不安定になることも多いため，患者さん本人や支援者による病状理解と協力，再発予防のための治療を継続することが大切です．

　この章では統合失調症の病状や治療，周産期支援について説明します．

まずイメージ:「ある産科の妊婦健診で」

　統合失調症について「疾患名を聞いたことはあるけれど接したことはない」「どのように対応したらよいのかわからない」という方も少なくないのではないでしょうか．ひとつ架空の症例でイメージをつかみたいと思います．

　　私は横田マタニティーホスピタル*に勤務する看護師です．健診に通う妊婦さんに気になる方がいました．最近表情が暗くうつむきがちで，健診も滞りがちなのです．時折鋭い目で周囲をうかがうような様子もみられます．問診票に統合失調症と書いてあるのを確認しましたが，どう声をかけるのがよいのかもわからず，ずっと悩んでいました．

　　そこで非常勤の精神科P医師に相談をし，アドバイスを受けました．「少しつらそうにみえるけど眠れていますか．何か困っていることはありませんか」と先生に言われたように声かけしたところ，「最近眠れない．周りの目が気になって家から出られない．何もできない．妊娠してから薬はやめている．赤ちゃんに良

くないと思って．母乳もあげたいし」とポツリポツリと話してくれました．つらい状況を赤ちゃんのために我慢していたことを労いつつ，P医師から教えてもらった，"統合失調症は妊婦さんもお薬を続けたほうがよいと考えられている"こと，"お薬と母乳の両立も可能になってきている"ことを説明し「私もまたお話を聞きますが，精神科の主治医の先生にも早めに相談してみてくださいね」と伝えました．

　その後，無事に精神科の主治医にも相談され，服薬も再開されました．調子が回復されてきたご様子だったので，引き続き当院で周産期管理を継続することになりました．その間，P医師に時々相談をし，アドバイスを受けました．当院でもメンタルの話ができるようになり，それに基づいて出産後についても地域の保健師と連携しつつ準備を進めることができました．ご本人やご家族は順調な経過を喜んでいらっしゃいました．

　実はメンタル不調をもつ方にどう接していいのかわからず，これまでどうしても敬遠しがちだったのですが，ちょっとしたポイントさえつかんでいれば，あとは普通に接すればよいことが今回の経験からわかりました．

＊　筆者が非常勤医として勤務している産科病院

……いかがでしょうか．イメージできましたか？

それでは統合失調症についてもう少しくわしくみていきましょう．

統合失調症はどんな病気？

　統合失調症はおよそ100人に1人にみられる脳の疾患で，決して珍しい病気ではありません．男女差はあまりなく，特に10歳代後半から30歳代の若い世代での発症が多いことが特徴です．病気の原因についてまだはっきりとしたことはわかっていませんが，もともとの体質や，その人を取り巻く環境，過度なストレスなどが複合的に影響し，脳の情報を統合する神経伝達物質の働きに異常を生じ発症すると考えられています．つまり統合失調症は情報の混乱により心と行動のバランスがとれなくなっている状態といえます．

以前から統合失調症ではドパミンの過剰分泌が幻覚や妄想などの陽性症状に関連していると考えられ，ドパミンの働きを抑制する薬が使用されてきました．近年ではセロトニン，グルタミン酸，ガンマアミノ酪酸（GABA）など，他の神経伝達物質も関係していると考えられるようになってきており，それらの機能を調整する新しい薬の開発も進められています．

　統合失調症の診断は，診察時の症状，本人・家族から確認した経過に基づき，「精神疾患の分類と診断の手引き（DSM）」や「国際疾病分類（ICD）」のいずれかの国際基準に照らし合わせて行います．統合失調症と診断するには典型的な症状が1カ月，何らかの症状が6カ月持続すること，また身体疾患や薬物などの影響の可能性を除外することが必要です．

主な症状

　統合失調症の症状は多様ですが，わかりやすく大きく3つにまとめてご説明します．①幻覚や妄想など特徴的な症状（陽性症状），②人々と交流しながら日常生活や社会生活を営む機能の障害（生活の障害），③「感覚や思考，行動が病気のために混乱している」ことを自分で認識できなくなる（病識の障害）です．

幻覚や妄想（陽性症状）

　実際にはないものを感覚として感じることを幻覚といいます．視・聴・嗅・味・触覚のいずれでも生じ得ますが，統合失調症では聴覚の幻覚，つまり幻聴が一番多くみられます．病状が悪い時には本人の劣等感を刺激し，批判するような不快な内容であることが多く，「今，○○しただろう」など本人の行動を監視しているような内容や，「○○しろ」など命令する内容のため危険な行動に結びついてしまうこともあります．幻聴との会話（独語）やニヤニヤ笑う（空笑）などの行動で周囲から確認されることもあります．

　妄想とは現実ではない誤ったことを強く信じ込み，周りが間違いを指摘しても訂正を受け入れられない症状です．統合失調症では「狙われている」「嫌がらせをされる」「見られている」など被害的な内容の

JCOPY 498-16030

妄想（被害妄想）が中心です.「自分の考えが他人に伝わってしまう」（考想伝播），「誰かに操られている」（作為体験）など自分と外の世界との境界が曖昧になるような症状（自我障害）もみられます.

多くの場合，陽性症状は薬が効きやすく，症状の強さや頻度を軽減することで症状へのとらわれを減らす効果が期待できます.

人々と交流しながら日常生活や社会生活を営む機能の障害（生活の障害）

統合失調症の患者さんを支援する上で「生活のしにくさ」が生じていることを理解することはとても大切です. 統合失調症では「会話や行動」「感情」「意欲」のそれぞれについて病気の影響を受けるため，日常あるいは社会生活の中で適切な会話や行動をすることが難しくなります.「会話や行動」への症状は，相手の話の内容がつかめない，2つ以上の作業を同時に行えない，優先順位や作業手順を決められない，ミスが多いなどとして表れ，病状悪化時にはまとまりを欠いた目的のない奇妙な動作として表れることもあります.「感情」への影響は，喜怒哀楽がわきにくく表情が乏しい，不安や緊張が強い場面や人に慣れにくいという症状に加え，他人の感情を理解することが難しくなるため誤解を生じやすくなります. さらに「意欲」への症状は，やる気が出ない，汚くても気にしないなど生活に直接関係するほか，他人と交流する意欲が乏しくなり自閉的な生活となる場合があります. これらの症状は陰性症状とも呼ばれます.

幻覚や妄想と違い，生活の障害は病気の症状と気づかれにくいのが特徴です.「社会性がない」,「怠けている」などと誤解をうけやすく，また薬の副作用と間違われることも多くあります.

「感覚や思考，行動が病気のために混乱している」ことを自分で認識できなくなる（病識の障害）

統合失調症では，自分自身の状態を客観的に認識し判断することが難しくなるため，幻覚や妄想を病気の症状である，あるいは自身が病気であり治療を要するということを否認することがあります. 特に幻覚妄想が活発な急性期に病識の障害も強く表れ，治療により病状が改

善するにつれて自身の症状を認識できる部分が増えていきます．冒頭の症例は薬物治療の中断による再発の想定ですが，自身の不調をまだ自覚できる状態にあり服薬を再開できたということになります．

経過と治療：「病気と上手に付き合い，かつ自分らしく生きる」を支える

　統合失調症は発症したら生涯付き合っていく慢性疾患と位置づけられ，経過は「前兆期」→「急性期」→「回復期」→「安定期」のように推移することが一般的です．時期によって症状が異なり，主な治療や必要な支援も変わってきます　図1．

　統合失調症は抗精神病薬による薬物治療を継続することが重要で，服薬を中断すると2年以内に約80％が再発するとされています．従来からの薬（定型抗精神病薬）は幻覚や妄想など陽性症状の治療効果が高い反面，錐体外路症状や自律神経症状，ホルモン異常などの副作用があらわれやすいという特徴があります．最近では新しいタイプの薬（非定型抗精神病薬）が主流になり，定型薬でみられるような副作用が少なく，また認知機能の改善効果も期待できるようになったため，患者さんのQOL向上や社会復帰の可能性が大きく広がりまし

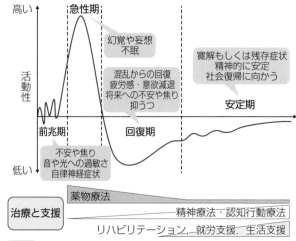

図1　統合失調症の経過と治療
（福田正人．統合失調症の基礎知識—診断と治療についての説明用資料．In；日本統合失調症学会，監修．統合失調症．東京：医学書院；2013．p.25-36を参考に，筆者作図）

JCOPY 498-16030

た．最近は通院での治療が主ですが，病状により日常生活が難しい，治療の同意が得られない，自宅で休めないなどの際には入院治療を検討します．病気の影響で本人による判断が難しい場合は家族と決定します．

　陽性症状が活発な急性期は薬物治療と休息が中心で，時に電気けいれん療法（ECT）が行われます．回復期や安定期は精神療法やリハビリテーションを併せることで，病気の理解を深め，人との関わりや生活技能を回復しつつ病気の再発を予防します．家族が正しく病気を理解し適切に対応できるようになることや，患者さん自身が「再発のサイン」を知っておくことが再発予防に有効です．安定期を維持し，患者さんが「無理のない自分らしい生活」を獲得していくことを目標としますが，治療の中断やライフイベントをきっかけに前兆期〜急性期に戻ってしまうこと（再発）もあります．治療開始の遅れや再発の繰返しにより回復しにくくなるため，早期治療と治療の継続がポイントとなります．

妊娠に大事な3つの準備（プレコンセプションケア）

　非定型抗精神病薬が治療の中心となってきていることで，統合失調症をもつ方の妊娠出産の機会が増えていると考えられます．生殖補助医療への受診も同様です．治療薬の進歩により社会参加が増えたこと，定型薬でみられたホルモン異常の副作用が軽減され排卵障害を生じにくくなったことが背景にあります．統合失調症の妊娠に大切なポイントは「抗精神病薬の調整・継続」「病状の安定」「育児サポートの確認」の3つです．

　統合失調症に限りませんが妊娠がわかり，または妊娠を希望して服薬や受診を中断してしまう方も多く，また「妊娠したら薬はダメ」と医師が中止してしまうことも残念ながら少なからずあります．赤ちゃんへの影響を心配する気持ちはもっともですが，現時点では抗精神病薬による催奇形性等のリスクは低いと考えられており，むしろ服薬中断による再発や病状悪化のほうが妊娠継続を困難にしたり胎児への影響などの懸念が大きいため，周産期メンタルヘルスコンセンサスガイド2017では「原則として妊娠中も服薬を継続する」としています．

妊娠成立後に薬を調整するのでは病状悪化のリスクを生じるため，妊娠可能年齢の患者さんについては日常の精神科診療で調整を進め，病状の安定を確認しておくことが順調な妊娠期につながります．抗精神病薬の中には高血糖の方への使用に注意を要するものもあるので，妊娠糖尿病を合併した場合でも安全に服薬を継続できるよう調整されているとより安心です．

　産後の育児サポートの確認と準備も大事です．統合失調症で不調をきたす方は産後が多く，特に新生児期は夜間の頻回なお世話が必要なので，寝不足や疲れにより病状が悪化しやすい時期といえます．患者さんにとって休息や睡眠をしっかりとることが必要ですが，低月齢期，特に夜間に利用可能な育児サービスは乏しいので家族頼みになることがほとんどです．あらかじめ本人・家族とともに産後の育児生活のイメージと育児の分担の必要性について話し合い，また患者さんそれぞれの「生活しにくさ」の症状に対して必要な福祉サービスを検討します．福祉サービスによっては申請から利用までに期間を要するものもあるため，妊娠成立後は前もって申請しておくとスムーズです．

産後に気をつけることは？

　赤ちゃんの安全を最優先にしつつ，本人主体の育児を見守り，勇気づけ，必要に応じて援助することで母親としての自信獲得を損なわないように配慮します．また家族にも同様の対応を促すことが病気の再発を防ぐポイントになります．「母親として頑張りたい」という焦りや葛藤，家族からの「母親なんだから」というプレッシャーなどの心的ストレスが再発の背景にあることも少なくないからです．多くの場合，赤ちゃんへの愛着形成は良好ですが，病状が悪化した場合やストレスが高まった場合に衝動的な行動に出てしまうこともあるため，通院や服薬が適切に行われているか，休めているか，病状の悪化（時に「不機嫌さ」や「よそよそしさ」などとして周囲が気づく）がないかについても育児手技や赤ちゃんの状態と併せて確認します．このとき病気の症状の影響で本人の認識が現状と異なる場合もあるので，必ず家族からも状況を聞き，必要に応じて精神科主治医と連携をとることが大切です．

JCOPY 498-16030

統合失調症患者さんの妊娠希望に接したとき

　妊娠や育児が難しい状態でも認知機能障害のためそれが患者さん自身でわからず，生殖補助医療に受診することがあります．「子どもができれば病気が良くなる」「子どもがいないから悪口を言われる」など，妊娠希望自体に病気の症状が影響していることもあるので注意が必要です．妊娠や出産自体が病気を回復するきっかけにはなりませんし，不安定な病状は妊娠経過にも影響するため，統合失調症患者さんの妊娠希望に接した産科スタッフは，これまでの経過を本人・家族から確認し，精神科主治医と連携をとり環境を整えた上で妊娠に向かうことが望まれます．

　生殖補助医療や妊娠相談に受診された場合は偶発的な妊娠と異なり，不安定な周産期や将来の育児困難を予防できるとても良いチャンスになります．これは患者さんにとっても同様です．子育ては長期戦であり，将来的には思春期など複雑な関わりや対応を要するようにもなります．挙児を検討する上で，子どもの成長を責任もって見守れる家族や支援者がいることの確認は，未来の命にとってだけでなく，患者さん本人が自責の念にかられないようにするためにもとても大切なことです．関わるスタッフは，患者さんの「できない」あるいは「苦手な」部分をことさらに強調するのではなく，「子育てはもともと一人でするものではない」という想いを共有し，未来の命と患者さんの新しい生活を支えるためのチームとして本人・家族とともに足並みをそろえることが大切です．

▽ **参考文献**
・福田正人．統合矢調症の基礎知識－診断と治療についての説明用資料〈https://jssr.info/user_data/jssr_activity?id=978-4-260-01733-6〉．In；日本統合失調症学会，監修．統合失調症．東京：医学書院．2013．p.25-36
・中村ユキ．マンガでわかる！統合失調症．東京：日本評論社．2011．p.1-198
・蔭山正子．メンタルヘルス不調のある親への育児支援－保健福祉専門職の支援技術と当事者・家族の語りに学ぶ．東京：明石書店；2018．p.3-267

群馬大学医学部附属病院

住所 群馬県前橋市昭和町三丁目 39 番 15 号
website https://hospital.med.gunma-u.ac.jp/
病床数 731 床（内，精神科病床 40 床）

　群馬大学医学部附属病院は，高度先進医療の提供のほか，地域災害拠点病院，群馬県救命救急センターなどの機能をもつ北関東有数の拠点病院です．地域周産期母子医療センターを併設し，合併症妊娠などハイリスク妊婦の受け入れを行うほか，生殖補助医療にも対応しており，県内における周産期医療の中心的役割を担っています．特に精神疾患合併妊婦さんについては，有床精神科のある病院として，周産期管理のため県外からも来院されています．

 ## 周産期メンタルヘルスへの取組み

　当院では精神疾患をもつ妊産婦さんや周産期にメンタル不調をきたした妊産婦さんの支援について多職種チームで取り組んでいます．院内の産科・小児科（新生児科）・精神科の医師や看護師，助産師，心理師，薬剤師，MSW からなる周産期チームによる月一回の定期カンファレンスのほか，患者さんごとに必要に応じて地域保健師を含めた支援会議を行い，妊娠・育児期のサポートに当たっています．助産師によるメンタルヘルスへの積極的な取組みも行われており，特にメンタル不調のある方やペリネイタルロスの方についての心理的サポートが母性看護外来で行われています．また群馬大学大学院保健学専攻には母性看護の専門看護師（CNS）コースがあり，妊産婦のこころもみられる助産師の育成に力を入れています．

JCOPY 498-16030

📝 周産期メンタルヘルス外来

　当院の精神科神経科外来で 2013 年に専門外来を開設しました．周産期は内分泌変動や環境の急激な変化により女性にとって精神的にも不調をきたしやすい時期ですが，母性という言葉に縛られ，つらさを表出するにはとても勇気を必要とする特殊な時期といえます．一人でも多くの母親が自信を失わずに子育てに向き合えるように，"つらさを言語化できる場" としての役割を意識しています．

　周産期メンタルヘルス外来を担当する医師は現在 1 名で，週 1 日診療を行っており原則予約制です．当専門外来では妊娠中・授乳中の薬物治療に関するリスク・ベネフィットをまとめ，以下の診療にあたっています．

○ 妊娠中や産後の病状管理・育児支援（主に当院産科フォロー中の方について）

○ 挙児希望患者さんの薬物調整に関する相談（地域精神科主治医や生殖外来担当医などからの紹介など）

　当院産科には，薬の影響が想定される場合の新生児管理目的を含め，精神疾患をもつ妊婦さんが県内外から多く紹介されてきます．精神的に安定されている場合でも急な変化に対応できるよう，「いざという時に相談できる」関係作りのため，精神疾患をもつ，または既往のある方は周産期メンタルヘルス外来に一度紹介していただいています．一方で治療の連続性や薬の選択に関するメリットを考慮し，患者さんにかかりつけ主治医への通院継続もお勧めすることで，地域と院内との同時連携を目指しています．

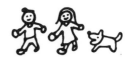

周産期における心理支援

群馬大学大学院医学系研究科神経精神医学　公認心理師 **櫻澤真寿美**

　周産期メンタルヘルス外来における心理師は，当事者を中心に医師や薬剤師，地域の保健師らとともにチームの一員として治療に関わっています．そのチームの中で，心理師の主な役割は心理検査とカウンセリングです．

　今まで学校や職場では大きな問題なく，周囲からも評価を得られていた当事者も，育児や家庭内のことになると思うようにいかなくなる場面に多く出くわします．これまではあまり目立たなかったけれど，家事・育児とやることがたくさんある中では抜けてしまうことが増えたり，手順を考えながら行うことが難しくなったりすることもあります．こうした当事者の直面する問題に対し，心理検査を通じて，当事者自身の特性を理解し，その当事者の特性を踏まえた上で，日常生活の中で工夫できることを一緒に探っていくことは大切な支援であると感じています．

　また周産期には，当事者自身の未解決であった親との関係などに直面したり，妊娠・出産を機に夫婦の関係性が変わったりすることがあります．このような，これまで表面に表れてこなかったさまざまな課題や葛藤を抱えながら，妊娠・出産・育児に取り組む中で，頑張りすぎてしまったり，あるいは逆に放棄してしまいそうになったりと極端な形になってしまう当事者の方も多くみられます．カウンセリングを通して，こうした課題や葛藤と向き合い，当事者の心の整理を行うと共に，頑張り過ぎずに，でも必要な行動をするための工夫や，手を抜く方法，ストレス発散の方法などを一緒に考えていくことも大切な支援と考えています．

　周産期は家族の考えや価値観，地域の文化など当事者を取り巻く環境の影響も大きいことから支援に難しさを感じることもありますが，少しでも当事者の笑顔を増やすお手伝いができたら嬉しいです．そのことが子どもの笑顔にも繋がると考えています．

JCOPY 498-16030

Q&A

Q1 幻聴を訴える患者さんに対し，どのように声かけをしてあげたらよいのでしょうか．

A1 幻聴自体の真偽を話題にするのではなく，患者さんのつらさに寄り添う姿勢が求められます[1]．さまざまな脳画像研究において，統合失調症の患者さんが幻聴を体験しているとき，脳の聴覚野に反応がみられることがわかっています[2]．つまり患者さんにとって実際の声を聞いているのと区別がつかない状態にあるので，「気のせい」「そんなことはない」と否定することで「わかってもらえない」と孤立感を深めてしまうかもしれません．かといって幻聴自体を実際の声と認めてしまうと，患者さんがより確信して症状を広げてしまう可能性があります．幻聴や妄想の内容は特に急性期にはつらく，怖いものが一般的なので「私には聞こえないけれど，そういう声が聞こえてくるのはつらいですよね」と不安や恐怖などの患者さんの感情に寄り添い，接することが大切です．

Q2 統合失調症は遺伝しますか？

A2 これまでの多くの研究結果によると，統合失調症の原因には遺伝と環境（周囲から受ける影響）の両方が関係しており，2つを比較すると遺伝による影響がやや大きいと考えられています．患者さんから質問された時には「高血圧症や糖尿病と同じように，お子さんが同じ病気になりやすい体質になると考えられている」と伝えています．統合失調症の母親をもつ子どものうち，同じ病気を発症するのは10人に1人程度と考えられています．子どもの不調に早めに気づき，治療につなげることで，高い回復率が見込める病気だという理解も大切です．

▽ **参考文献**
1) 中村ユキ．マンガでわかる！統合失調症 家族の対応編．東京：日本評論社；2016. p.1-233.
2) Zmigrod L, Jane R. Garrison JR, et al. The neural mechanisms of hallucinations: A quantitative meta-analysis of neuroimaging studies. Neuroscience and Biobehavioral Reviews. 2016; 69: 113-23.

薬剤師として周産期医療に関わる

群馬大学医学部附属病院薬剤部　薬剤師　**浦野　葵**

　「妊婦さん，授乳婦さんからの薬に関わる質問に答えるのは難しい」と感じたことのある医療者は多いのではないでしょうか．私は薬剤師として，薬による胎児への影響，母乳を通した乳児への影響について患者さんや医師から質問を受けることが多くあります．特に以前は精神疾患を合併している患者さんへの対応には，非常に苦慮するケースもありましたが，カンファレンスに参加することでこの悩みを解決することができるようになりました．

　カンファレンスには，産科医，精神科医，小児科医をはじめ，看護師，薬剤師，助産師，ソーシャルワーカー，心理師などの多くの医療スタッフが参加しており，治療方針についてだけではなく，出産後のサポート体制などさまざまなことについて情報共有を図っています．夜間の育児を代わりに行える人はいるのか，睡眠時間が減ることで患者さんの病状がどのような影響を受けるのか，新生児に傾眠傾向や哺乳力低下など薬の影響を疑う症状が出現した際に患者さんやご家族が迅速に対応できるかなど，患者さんの実際の育児を想定した，より具体的な内容について話合いを行っています．

　薬剤師が関わる部分としては，患者さんの希望を基に精神科医，小児科医とともに産後の授乳について，総合的に評価したのち，外来で精神科医または薬剤師が授乳によるリスクやベネフィットなどを含む情報提供を行っています[1]．また，睡眠薬を服用している場合は，薬の作用時間が長く，乳児に影響を及ぼす可能性がある薬などは精神科医とともに代替薬を検討しています．

　周産期医療では多くのスタッフが連携し患者さんの診療にあたっています．多くの医療者が難しいと思っているからこそ，悩みや問題を一人で抱えこむのではなく，チームとして関わることで，よりよい問題の解決方法が見つかるかも知れません．私はチームの一員として，これからも患者さんの授乳と治療をサポートできるように努力を続けていきたいと思います．

1) 日本精神神経学会・日本産婦人科学会．精神疾患を合併した，或いは合併の可能性のある妊産婦の診療ガイド：総論編．2020. p.1-58

2 双極性障害と産褥精神病

東北大学病院精神科 **菊地紗耶**

POINT　双極性障害は，大うつ病エピソードと躁病エピソードを繰り返し，継続的な服薬が必要な疾患です．双極性障害の治療に使用される気分安定薬の中には，妊娠中に使用した場合に胎児への影響が懸念される薬があり，精神科主治医と十分連携する必要があります．産褥精神病はまれな疾患ですが，幻覚や妄想，気分症状，意識混濁など急性に多彩な症状を呈することが特徴です．産褥精神病が疑われる時には早急に精神科医の診察が必要になり，精神科に入院の上，治療することがほとんどです．産褥精神病は双極性障害と関連があり，双極性障害の既往歴や家族歴がある場合には産褥精神病を発症しやすいといわれます．

双極性障害とはどんな病気？

　　双極性障害の生涯有病率は 0.24〜1.6％といわれ，妊娠可能年齢に好発する疾患です．大うつ病エピソード（気分が落ち込む，興味がない，眠れない，食欲がない，疲れやすい，自分を責める，死にたい気持ちがある等）と躁病エピソード（気分が高揚する，多弁，怒りっぽくなる，気力や活動性が増加する等）が繰り返し出現します．通常，大うつ病エピソードは 3〜6 カ月持続し，躁病エピソードはそれより短く 2〜3 カ月持続といわれています．

　　双極性障害は再発を繰り返し，長期経過を見ると，躁病エピソードの時期はわずかで，ほとんどの時期を大うつ病エピソードが占めます．抑うつ気分，不眠，食欲低下等のうつ病エピソードの特徴があるものの，落ち着きのなさ（焦燥感），何をしたらいいかわからなくなったり，混乱して判断力が低下していると感じたり（困惑），過活動等の躁病エピソードも混在する状態（混合状態）を呈することもあり，そのような場合には，特に自殺のリスクが高い状態といわれます．また，躁病エピソードまたは大うつ病エピソードに伴って，何で

もできるように考えたりする誇大妄想等の妄想や幻覚を伴うこともあります．

躁症状の程度や持続期間により，躁症状が強い双極性障害 I 型（躁病エピソードが 1 週間以上持続）と，軽躁症状の II 型（軽躁病エピソードが 4 日以内）に分けられます．躁病エピソードの場合には，浪費等社会的に問題になる行動を伴いますが，軽躁病エピソードの場合には，気分の高揚や身体的・精神的な活動性は増加するものの，仕事や人間関係上，重篤な破綻や支障がない程度とされています．軽躁病エピソードを把握するのは困難な場合が多く，うつ病と診断され，双極性障害が見逃されていることが多くあります．

治療は，気分安定薬や抗精神病薬を単剤または症状や重症度によって両者を組み合わせて使用します．気分安定薬や抗精神病薬が無効である場合，副作用のために使用できない場合，その他の身体的問題があり，薬物療法が施行できないという場合には，電気けいれん療法が行われることがあります．

気分安定薬には，炭酸リチウム，バルプロ酸，カルバマゼピン，ラモトリギンといった薬があります．いずれも気分安定薬は定期的な採血で血中濃度を測定しながら服用します．抗精神病薬は統合失調症にも用いる薬ですが，その中でも双極性障害に国内適応があるのは，オランザピン，アリピプラゾール，クエチアピン徐放剤，ルラシドンです．

双極性障害と産後うつ病との関連も報告されています．産後うつ病は，後の双極性障害発症のリスク因子といわれ，産後うつ病の治療の経過中に（軽）躁病エピソードが出現し，双極性障害に診断が変更になることがあります．

双極性障害をもつ方の周産期に気をつけることは？

双極性障害の女性は，妊娠中に服薬を中断すると再発しやすいといわれ，薬物を中断すると約75%が再発し，薬を継続していても25%が再発したという報告があります．産後早期（産後10〜19日）の精神科入院率が高く，双極性障害をもつ産後の女性の約27%が産後1年以内に入院を経験しているという報告もあるほどです．妊娠中，産

JCOPY 498-16030

後を通して服薬を継続することがとても重要です．精神科主治医と連携し，服薬や妊娠中，産後に気をつけることなどを聞いておくとよいでしょう．特に過去に双極性障害の治療のために精神科に入院歴があるかどうかということも重症度を判断する上で参考になります．

双極性障害の治療で気分安定薬を使用しますが，いくつか妊娠中や産後の使用の際に注意が必要な薬があります．炭酸リチウムは，妊娠中の使用により，児の心奇形（Ebstein 奇形）のリスクがあることが指摘され，国内の添付文書上妊婦への使用は「禁忌」となっています．出産前後の使用で，母体や新生児のリチウム中毒が出現すること，母乳への移行率が高いことが知られていますので，妊娠中，産後に使用する場合には，血中濃度測定や母児のモニタリングが必要になります．バルプロ酸は，妊娠中の使用により，神経管閉鎖障害，形態学的先天異常，児の認知機能障害や発達障害のリスクがあることが指摘されており，現時点では国内の添付文書上妊婦への使用は「原則禁忌」となっています．厚生労働省によると 1 日 0.4 mg の葉酸摂取が勧められています．カルバマゼピンは，口蓋裂等が生じるリスクがあるといわれています．ラモトリギンは，重症薬疹の副作用があるため，妊娠以前に使用したことがあり副作用がなく，効果が期待できる患者さんに使用することに留め，可能な限り低用量で用いることが勧められています．妊娠中は可能な限り児への影響の少ない薬を選んだり，気分安定薬から抗精神病薬に切り替えたりすることがあります．

産後の睡眠不足は，双極性障害の再発の誘因となることがあります．産後は授乳のため断眠になりがちですが，産後早期の再発しやすい時期には，夜間に十分休ませてあげるように周囲の協力が欠かせません．また産後早めに精神科主治医の診察を受けることも，再発徴候を見逃さないことになります．

産褥精神病とはどんな病気?

産褥精神病は，500〜1000 分娩に 1 回程度の頻度で生じる，まれな疾患です．しかし，出産数日から 2 週間以内に，急性に幻覚や妄想，抑うつや躁症状，ぼんやりしている（意識混濁）といった多彩な症状が出現します．不眠や落ち着きのなさ（焦燥感）が出現することもあ

り，1日の中でも変動が大きいのが特徴で，一見精神的に問題がないと思われる時間帯があったり，急激に病状が悪化したりすることがあります．双極性障害の既往や家族歴があるという方は特に要注意で，その他初産や産科合併症との関連があるという報告もあります．重症度や緊急度が高く，自殺のリスクや乳幼児に対する安全確保から，ほとんどの場合，精神科病棟への入院が必要になります．治療は，抗精神病薬や気分安定薬，電気けいれん療法を行います．産褥精神病では抑うつ症状が出現することもありますが，抗うつ薬を使用すると混合状態になる可能性があり，抗うつ薬は使用しないほうがよいといわれています．急性期の薬物療法をいつまで継続するかについては，明らかなエビデンスはありませんが，急性期のみで症状が消失している場合には，慎重に経過を見ながら薬は漸減していきます．おおむね予後は良好ですが，次の子どもを出産した後に再発しやすく，後に産後に限らず躁うつ症状が出現する双極性障害を発症することもあるといわれます．産褥精神病の既往のある方が次の子どもを出産した際に，出産直後より気分安定薬（炭酸リチウム）を服用して，産褥精神病の再発を防止できたという報告があります．

産褥精神病は，どんなことに気をつければよいの？

　　産褥精神病が発症しやすい時期は，出産後産科入院中から，産後2週間健診までになります．産科入院中には，特に不眠に注意が必要です．産褥精神病の発症前には，強い不眠が出現するといわれます．夜，授乳以外にも目が冴えて眠れない，ほとんど寝れなかったという訴えがある場合には，赤ちゃんをナースステーションでお預かりするなどして，ゆっくり休んでもらうことが重要です．また，幻聴や妄想がみられたり，多弁でハイテンションになることもあり，時間によってこれらの症状が目立ったり，目立たなくなったりということもあります．一旦落ち着いたように見えても，その後の精神症状の推移を注意深く見守る必要があります．

　　特に重要なのは，自殺予防です．産後1年までの後発妊産婦死亡の中で自殺の占める割合が高いことが報告されていますが，その背景には産褥精神病や重度のうつ病が関連しているといわれます．

JCOPY 498-16030

　症状が出現した時期や症状，行動や会話の様子などから，産褥精神病が疑われる場合には，早めに精神科医に連絡することをお勧めします．各都道府県で，精神科救急情報センターが設置されており，急に不調になった精神疾患を持つ方を受け入れる病院（輪番制のことも）がありますので，事前に確認をしておくのがよいでしょう．

▽ 参考文献

- Viguera AC, Whitfied T, Baldessarini RJ, et al. Risk of recurrence in women with bipolar disorder during pregnancy: prospective study of mood stabilizer discontinuation. Am J Psychiatry. 2007; 164: 1817-24; quiz 1923.
- Munk-Olsen T, LaursenTM, Mendelson T, et al. Risks and predictors of readmission for a mental disorder during the postpartum period. Arch Gen Psychiatry. 2009; 66: 189-95.
- Bergink V, Burgerhout KM, Koorengevel KM, et al. Treatment of psychosis and mania in the postpartum period. Am J Psychiatry. 2015; 172: 115-23.

東北大学病院

住所 仙台市青葉区星陵町 1-1

website https://www.hosp.tohoku.ac.jp/

病床数 1,160 床（内，精神科病床　40 床）

✏️ 自施設での取組みの紹介

　　東北大学病院は仙台中心部に位置し，診療科 40 超を有する大学病院です．産科には総合周産期母子医療センターがあり，年間約 900 件の分娩を扱っています．ほとんどすべてが重篤な合併症や既往症のあるハイリスク妊娠・ハイリスク分娩です．精神科は，40 床の閉鎖病棟があり，外来では妊産婦を対象とした周産期メンタルケア外来を開設しています．宮城県内で，産科と精神科の外来があり，かつ精神科の入院施設があるのは，現時点で当院を含め 3 病院であり，精神疾患，特に統合失調症，双極性障害等の重症な精神疾患をもつ妊産婦さんはいずれかの病院で分娩することが多くなっています．精神疾患の重症度によっては，地域の産科 ─ 精神科医療機関に通院しながら，出産をされる方もいます．

　　当院産科では，2005 年より助産師による心理支援外来が開設され，若年，精神疾患，経済的問題，育児支援者不足といった複合的な心理社会的要因を持つ妊婦に対し，不安の傾聴や保健指導，他職種への橋渡しという役割を担ってきました．助産師による心理支援外来と連携する形で，2008 年より精神科外来内に，妊娠中または産後 1 年以内（ペリネイタルロスを含む）の妊産婦を対象とした専門外来を開設しました．専門外来では，精神科専門医の資格を有する 2 名の精神科医が，週 2 回の外来枠にて診療を行っています．専門外来担当医は，産科スタッフ（医師，助産師，看護師，公認心理師），小児科スタッフ，医療ソーシャルワーカー（Medical Social Worker:

JCOPY 498-16030

MSW），薬剤師らと多職種連携を行い，精神科既往歴のある妊婦や周産期の精神疾患への対応を行っています．また精神科の一般新患やリエゾン担当医，再来担当医が妊産婦の診療に当たることもあるため，周産期の薬物療法や他領域との連携に関して相談できる体制をとっています．

　当院における周産期メンタルヘルスケアのフローとしては，妊婦健診にて助産師が精神科既往歴，心理社会的因子を抽出し，心理的支援や育児支援体制の調整が必要な妊婦は，助産師による心理支援外来へ紹介されます．助産師が，より専門的なカウンセリングを要すると判断した場合には産科の公認心理師へ紹介されますし，精神疾患がある，または疑わしいという場合には，周産期メンタルケア外来に紹介されます．精神科訪問看護やヘルパー等の社会資源の紹介や他機関との連携を要する場合には MSW につなぎます．向精神薬を服用中の妊婦は，妊娠後期に産科外来で「授乳と薬のプランシート」を渡され，授乳についての希望や服用中の薬剤を記入します．薬剤師が薬剤情報を集め，助産師，産科医，小児科医，精神科医で検討し，総合的に授乳の可否について判断します．プランシートを実施している場合には，産後，新生児離脱症状チェックシートを実施し，薬剤の影響について評価を行っています．

　院内の情報共有のため，月1回，多職種ミーティングを行っています．参加者は，主に産科医，精神科医，助産師，看護師（産科，小児科，精神科），公認心理師，MSW 等です．助産師の心理支援外来利用中の妊産婦や公認心理師や MSW が関わっている妊産婦について情報共有をしたり精神科医からの助言を行ったりします．精神科通院中の妊産婦に関する情報共有も行ったり，今後精神科に紹介になるケースについても事前に情報を共有したりすることもあります．

　院内の多職種がお互い顔の見える関係であることや，多くの問題を抱える妊産婦さんにできる限りよい状態で出産，育児を

迎えてほしいと，同じ目的を持って協力しあえるということが
とても大切だと思っています．

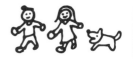

JCOPY 498-16030

Q 1 双極性障害で治療中の方が，妊娠を希望する場合，あらかじめ主治医に相談しておいたほうがよいことはありますか．

A 1 現在服用中の薬が，妊娠判明後も継続して服薬できるかということを聞いておくのがよいでしょう．

　双極性障害の方が服薬を中断した時に再発することが多いといわれていますので，妊娠中も服薬を続ける必要があります．ただし，双極性障害の治療に用いられる気分安定薬の中には，妊娠中に服用すると児の心奇形のリスクが高まる（炭酸リチウム），神経管閉鎖障害や出生した子どもの発達に遅れがみられる（バルプロ酸）といわれている薬があります．妊娠前から主治医に妊娠の希望があることを伝え，妊娠判明後も継続して服用可能な薬に変更してもらうといったことが必要です．NICE ガイドライン[1]では，双極性障害の状態像に応じて非定型抗精神病薬を治療薬とすることが推奨されています．

Q 2 双極性障害の妊産婦さんに関わる際，特に注意しておいたほうがよい症状（再発徴候）はありますか？

A 2 双極性障害はうつ病エピソードと（軽）躁病エピソードを繰り返す疾患ですが，軽症から重症まで重症度は患者さんにより異なります．再発時の症状も患者さんにより異なりますが，うつ病エピソードの場合には，特に不眠や希死念慮の有無に気をつけるとよいでしょう．（軽）躁病エピソードの場合には，気分の高揚がみられますが，怒りっぽさ（易怒性）が目立つ場合もあるので，要注意です．

　うつ病エピソードと（軽）躁病エピソードの両者の特徴を有する

状態（混合状態）になることがあります．混合状態では，苛々や怒りっぽさ，衝動性がみられ，自殺のリスクが高まることがあるので，「やる気はないというけれど，そわそわしていて，よく喋る」等の場合には早めに精神科医の受診を勧めましょう．

Q3 双極性障害の妊産婦さんの家族にはどのような指導をするとよいでしょうか？

A3 双極性障害は周産期において再発しやすいために服薬の継続が必要であること，妊娠中や産後を通じて家族からの心理的サポートや育児支援が欠かせないことを伝えましょう．また，これまでの病歴から，再発時の誘因や症状について確認し，妊娠産後を通じてそのような症状が出てきた時には，早めに受診するように家族にお願いするのがよいでしょう．

▽ 参考文献

1) National Institute for Health and Care Excellence. Antenatal and postnatal mental health: clinical management and service guideline. 2014.

Column

周産期における精神支援 – 公認心理師の立場から

東北大学病院総合周産期母子医療センター　公認心理師　**清水麻衣，信田絢香**

当院の総合周産期母子医療センターにおいて，妊娠中から出産後まで，継続的に赤ちゃんとそのご家族の心理的なサポートに携わっています．

産科外来では，公認心理師との面接を希望された方，産科医・助産師から介入依頼のあった方を中心に面接を行っています．妊娠・出産に伴う不安や葛藤，家族関係についての悩み等，さまざまな思いをうかがっています．精神疾患を抱える妊婦さんには，多職種連携のもと，安定的な母子関係の構築を目指しています．また，産後の2週間健診や1カ月検診でも心理面接を行い，ペリネイタルロス外来では，赤ちゃんを亡くされた方のグリーフケアに取り組んでいます．

産科病棟では，切迫早産や前置胎盤等の疾患で入院中の妊婦さんのもとへ定期的に訪室しています．入院に伴う生活環境の変化，家族と離れて過ごす寂しさ，先の見えない不安（無事に出産できるのか等）を抱えている方々の心理状態の把握・支援に取り組んでいます．外来と同様，産後も育児に関する不安や悩み，退院後の育児支援について話をうかがい，不安の軽減を図るよう努めています．

また，NICU・GCUでは，ご家族と一緒に赤ちゃんの様子を見守り，さまざまな思いをうかがっています．希望に応じて個室で心理面接を行うこともあります．継続的な関わりのなかで，ご家族の思いや立場に寄り添えるよう努めています．また，退院後は赤ちゃんの発達のフォローアップにも携わっています．

このように，周産期は身体的・心理的・社会的に変化の大きい時期であり，精神的な不調を抱える方も少なくありません．日頃から精神科医と密に連携をとり，適宜，治療につなぐことができるよう心がけています．また，周産期メンタルケア外来担当の精神科医や産科医，助産師，医療ソーシャルワーカー，公認心理師等が定期的に集まり，情報共有や精神支援の方針を検討することで，さまざまな視点からご家族を支援できるよう努めています．

3 うつ病

東京医科歯科大学病院心身医療科 竹内 崇

POINT 　厚生労働省が，2011年，がん，脳卒中，急性心筋梗塞，糖尿病の4大疾病に，新たに精神疾患を加えて「5大疾病」としてから，約10年が経過しました．私たちの日常の中でも，メンタルヘルスに関する話題は随分と増えてきたように思われます．その中でも，「うつ病」は，何らかの形でもっとも触れる機会が多い精神疾患といっていいでしょう．しかしながら，「うつ病」という言葉がしばしば用いられることにより，非常に多くの状態像を含む事態が生じています．

　この章では，一般に「うつ病」に含まれているさまざまな状態について，それらの違いについて説明します．

従来の「うつ病」の捉え方

　従来の精神医学では，精神障害の原因として，身体的原因（身体因）と精神的原因（心因）とに分けて考えられてきました 図1．さらに身体因は，外因と内因に分けられ，頭部外傷や脳炎のように外部から直接脳が侵襲を受けることで精神症状が生じる場合を外因性，脳に明らかな器質病変を認めず遺伝要因や病気へのなり易さ（素因）が関係していると考えられる場合を内因性としており，「うつ病」は後者に分類されていました．なお，対人関係などの問題による精神的な原因によるものを心因性とし，主に神経症が含まれていました．これらの考え方は，今でも精神科臨床では基本となるものです．

図1 精神障害の原因

$$
\left\{
\begin{array}{l}
身体因 \left\{
\begin{array}{l}
内因 \\
外因
\end{array}
\right. \\
心因
\end{array}
\right.
$$

からだの病気もしくは薬が原因の「うつ病」

　　直接脳が侵襲を受けることで精神症状が生じる外因性には，頭部外傷や脳炎だけでなく，からだの病気や薬によって二次的に脳が侵襲を受けることで精神症状が出現する場合があります．そのような疾患には，脳梗塞，甲状腺疾患，膠原病，ステロイドなどのさまざまなからだの病気や薬によるものが当てはまります．精神科医は，「うつ病」が疑われた場合，まずは，主な原因がからだの病気や薬に伴う「うつ病」かどうかを判断し，要因が判明した場合は，外因性精神障害（器質性精神障害）と診断し，内因性とされる「うつ病」とは分けて考え，からだの病気や薬へのアプローチを身体科医とともに行います．

表1 からだの病気もしくは薬が原因の「うつ病」
（大熊輝雄，現代臨床精神医学改訂第12版．東京：金原出版；2013）

- ・ 脳梗塞
- ・ 甲状腺疾患
- ・ 膠原病
- ・ ステロイド
- など

操作的診断基準と「うつ病」

　　DSM-5，ICD-10（2019年WHOがICD-11を公表，日本では導入準備中）について見聞きしたことがあると思います．これらは，操作的診断基準といい，あげられた項目を満たした場合に，言葉通り操作的に疾患を分類するためのマニュアルといっていいでしょう 表2．ですから，それぞれの疾患の背景にある要因について，厳密な評価を求められることはありません．ただし，ここでの「うつ病」は「物質の生理学的作用，または他の医学的な疾患によるものではない」と定義され，前述の外因性精神障害（器質性精神障害）は除外されています．

　　よって，操作的診断基準によって分類されている「うつ病」は，従来の精神医学で内因性とされていた「うつ病」から，心因性とされて

表2 うつ病の診断基準（日本精神神経学会：日本語版用語監修：DSM-5 精神疾患の分類と診断の手引. 東京：医学書院；2014）

A. 以下の症状のうち5つ（またはそれ以上）が同じ2週間に存在し，病前の機能からの変化を起こしている．これらの症状のうち少なくとも1つは，（1）抑うつ気分，または（2）興味または喜びの喪失である．

（1）抑うつ気分
（2）興味，喜びの著しい減退
（3）体重減少，あるいは体重増加，または食欲の減退または増加
（4）不眠または過眠
（5）焦燥または制止
（6）易疲労性，または気力の減退
（7）無価値観，または過剰あるいは不適切な罪責感
（8）思考力や集中力の減退，または決断困難
（9）死についての反復思考，自殺念慮，自殺企図，または自殺の計画

表3 メランコリアの特徴（日本精神神経学会：日本語版用語監修：DSM-5 精神疾患の分類と診断の手引. 東京：医学書院；2014）

A. 現在のエピソードの最も重度の期間に，以下のうち1つが存在する．

（1）すべての，またはほとんどすべての活動における喜びの喪失
（2）普段快適である刺激に対する反応の消失

B. 以下のうち3つ（またはそれ以上）：

（1）はっきり他と区別できる性質の抑うつ気分があり，深い落胆，絶望，および/または陰鬱さ，またはいわゆる空虚感によって特徴づけられる．
（2）抑うつは決まって朝に悪化する．
（3）早朝覚醒
（4）著しい精神運動焦燥または制止
（5）有意の食欲不振または体重減少
（6）過度または不適切な罪責感

いた神経症に近い「うつ病」も含まれることになり，非常に広範な病態を表すものとなっています．

　なお，DSM-5 では，内因性に入ると考えられる「うつ病」について，「メランコリアの特徴を伴う」という項目を設け，**表3** にあるような特徴を有するとしています．典型的な内因性「うつ病」は，元来真面目，几帳面という性格傾向を有する方が，中高年となり，仕事や家庭で負荷がかかった際に，手を抜けず完璧にやろうとして破綻し発症するイメージです．

JCOPY 498-16030

典型的な内因性「うつ病」でない「うつ病」

　　明確な精神的な原因があり，原因を解決するなどの環境調整で改善が望める心因性のもの，そのほか，パーソナリティや発達の問題がベースにあり二次的に発症するものなどがあります．操作的に「うつ病」と診断されても，背景の要因が異なれば，当然治療に対するアプローチも変わってくるため，見立ては非常に重要になってきます．ただし，実際の臨床では，クリアに分類できるものでもなく，それぞれが混在していることも少なくありません．そこが精神科の興味深いところでもあります．

「うつ状態」と表現される状態

　　「うつ病」と同様にしばしば見かける機会が多い「うつ状態」は，「うつ病」とどう違うのでしょうか．「うつ状態」はあくまでも状態像を表しているので，「うつ病」を満たす症状が揃っていないものも含まれるより広い概念と考えていいでしょう．その代表的なものが「適応障害」です．「適応障害」は，明確な原因があり，それにより「うつ病」を満たさないレベルの抑うつ症状を伴うとされる疾患です．また，エジンバラ産後うつ病質問票（EPDS）も含め「うつ」に関するスクリーニングで，カットオフポイントを上回る得点が付いた場合などは，明確な診断評価を行っていないため「うつ病」とは診断できませんが，「うつ状態」といえると考えられます．スクリーニングで陽性だから「うつ病」と安易に判断してはいけないということにもつながります．

　　「うつ病」と「うつ状態」の位置づけについて，今までの説明を踏まえて 図2 に示してみました．

周産期の「うつ病」

　　いわゆる「産後うつ病」は，言葉のとおり出産後に診断される「うつ病」のことを指しますが，その半数近くは妊娠中より症状がみられているといわれています．そのことから，DSM-5では，「産後うつ病」ではなく，「周産期うつ病」という用語を用いています．

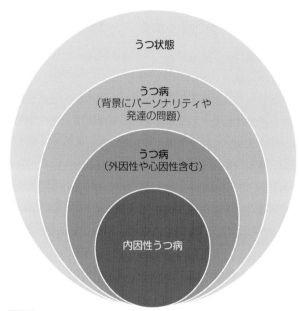

図2 「うつ病」と「うつ状態」の位置づけ（筆者作成）

　「周産期うつ病」は特別な状態ではなく，周産期に発症する「うつ病」という位置づけになっておりますが，症状の現れ方としては，母親として自信がないといった発言がみられたり，児を嫌がるそぶりがあったりします．

▽ 参考文献
・大熊輝雄，現代臨床精神医学改訂第 12 版. 東京: 金原出版; 2013.
・日本精神神経学会日本語版用語監修: DSM-5 精神疾患の分類と診断の手引. 東京: 医学書院; 2014.
・ICD-10 精神および行動の障害－臨床記述と診断ガイドライン－, 東京: 医学書院; 2005.

東京医科歯科大学病院

住所 東京都文京区湯島 1-5-45
website http://www.tmd.ac.jp/medhospital/index.html
病床数 753 床（内，精神科病床 41 床）

　東京医科歯科大学病院は，東京の中心に位置する特定機能病院であり，41 の診療科と 28 の中央診療施設があります．急性期病院として救急を含めた急性期の医療を中心に展開しています．平成 27 年 4 月には，地域周産期センターに承認されており，正常妊娠・分娩はもとより合併症妊娠や異常分娩，早産児分娩や，早産児・病的新生児に対して，より質の高い管理・治療を実現しています．精神疾患を取り扱う診療科は，精神科と心身医療科があり，入院加療とともにコンサルテーション・リエゾン活動にも力を入れています．

 ## 周産期メンタルヘルスの取組み

　当院では，社会的ハイリスク，精神疾患合併，産後の精神疾患発症ハイリスクの妊婦に対し，"母子支援システム"と称した多職種協働の支援体制を構築しています．支援対象は，当院での出産予定のすべての妊娠女性に対して行う社会的ハイリスクの評価とうつ病・不安障害スクリーニングによって特定し，妊娠初期から介入を行っています．さらに，飛び込み出産や緊急の母体搬送，産後の新たな精神的問題などについては，精神科へのコンサルテーションやソーシャルワーカー（SW）への個別依頼によって評価しています．対象者に関しては，月 1 回開催される母子支援会議（助産師，SW，育児支援担当看護師，精神看護専門看護師が中心，必要時，産科医，精神科医，新生児科医が加わる）で具体的な方針が決定されます．他院精神科に通院中もしくは新たに精神科診療を必要とする場合は，

当院精神科の周産期メンタルヘルス外来に産科スタッフが予約の上，受診してもらいます．同外来は平成27年4月に開設され，精神看護専門看護師，精神保健福祉士（PSW），臨床心理士，薬剤師が適宜協働して精神科的支援を行っています．かかりつけの他院精神科での診療を継続してもらった上で，同外来が関係各部署との橋渡しを行う場合と，妊娠期間中は同外来が全面的にフォローする場合がありますが，産後1カ月健診での評価後は地域に引き継ぐようにしています．

　育児体制に不安があり支援を要すると判断される妊産婦に対しては，SWが中心となって妊産婦に対して妊娠中から社会資源に関する情報提供，地域相談機関との連絡・調整を行い，産後も切れ目のない支援を受けられるような体制を整備しています．一方，児に関しては，育児支援担当看護師による「すくすく外来」があります．そこでは，退院後の児の発育・発達の観察をするとともに，育児不安を抱える母親への具体的な助言や育児指導を行っています．

　また，産科医，新生児科医，精神科医，助産師，看護師，SW，認定遺伝カウンセラーを含めた多職種による周産期カンファランスを週1回の頻度で定期的に行い，ここでは産科的な問題を中心とした全体的な情報共有がなされています．

JCOPY 498-16030

Q1 未熟型うつ病とはどういう状態のことをいうのでしょうか

A1 人格面の未熟さを主な要因と考える「うつ病」です[1]．幼小児期から保護された環境に育ち，葛藤や欲求不満の経験が少ないので，依存的，わがまま，自己中心的であり，欲求不満に対する耐性が低く，その一方で，プライドが高く，自己愛的な傾向が強いため，社会に出て批判される環境に置かれたときに適応することができなくなって発症します．困難な状況を回避して仕事は休んでしまうものの，ゲームに興じたり，ジムで運動したり，家族と旅行に行ったりすることがあります．また，他罰的で，自己反省に乏しいところがみられます．なお，回避型うつ病，逃避型うつ病も同様の状態を指す概念です．

Q2 うつ病と双極性障害のうつ状態を区別する方法はありますか

A2 双極性障害の患者さんのうち，はじめは「うつ病」と診断されている方は少なくありません．そのような患者さんは，経過中に，躁状態，軽躁状態を呈し，病名が双極性障害に変更になります．よって，「うつ病」と診断された患者さんには，双極性障害の方が含まれている可能性があり，うつ病と双極性障害では治療法が異なるため，早い段階で正確な診断が求められます．

そこで，双極性障害のうつ状態である可能性が高いとされる項目がいくつかあり[2]，たとえば，うつ病を反復していること，若年発症，精神病性の特徴を有すること，抗うつ薬の反応性が悪いこと，双極性障害の家族歴があること，などに加えて，産後うつ病があげられています．よって，周産期うつ病は，双極性障害の可能性を常に考えておく必要があります．

▽ 参考文献
1）大熊輝雄. 現代臨床精神医学改訂第 12 版, 東京: 金原出版. 2013.
2）Bipolar Disorder The Carlat Psychiatry Report, Volume 16, Number 1, January 2018. www.thecarlatreport.com

JCOPY 498-16030

4 不安症（恐怖症，パニック症，全般性不安症），強迫症

兵庫医科大学病院精神科神経科学講座 **清野仁美**

妊産婦さんの5人に1人の割合で不安症または強迫症がみられるといわれます．しかし，周産期に精神科を受診して不安症や強迫症の診断や治療を受けている人はごくわずかしかいません．なぜでしょうか？

一般に，周産期は不安を感じやすく，妊産婦さん自身や家族，医療者は不安をごく自然な反応として捉えています．周囲から温かく見守り支えられながら出産を迎え，育児をしていくことができれば，大半の不安は徐々に減っていきます．一方，サポートが得られなかったり，産科合併症など心配な状況下にあると不安は強まり持続します．そして，著しい苦痛をもたらしたり，日常生活に支障をきたすことがあります．その場合は，精神科を受診し，適切な診断と治療を受けることが望ましいのですが，「妊産婦さんは不安になりやすい」というバイアスがかかって見過ごされていたり，「赤ちゃんに影響を与える薬は飲みたくない」「私が不安に耐えさえすれば……」と妊産婦さん自身が精神科受診に二の足を踏んでしまいます．強い不安を抱えたままでいると本人が辛いばかりでなく，子どもの自律神経系，免疫系，情緒，神経発達に影響が及ぶといわれています．つまり，「赤ちゃんのために不安を耐え忍ぶ」のではなく，「赤ちゃんのためにサポートを受けて不安を和らげる」ことを選んでほしいのです．「お母さんになったのだから，私がしっかりしないと」と奮起しても強い不安は和らぎません．むしろ，余計に気が張ってしまい，いずれ疲れ切ってしまいます．妊産婦さんの強い不安に対しては産婦人科医，精神科医，助産師，看護師，保健師，心理師（士），ソーシャルワーカーを含めた周産期メンタルヘルスの専門家からの適切なサポートが必要です．

この章では，一般の妊産婦さんに起こりやすい不安や思考パターンを知り，そこから連続して生じる不安症，強迫症についての理解を深め，「妊産婦さんは不

安になりやすい」からこそ見過ごさず，不安症，強迫症を発症させない，悪化させないために，周産期メンタルヘルスに携わる私たちにできるサポートは何か？を考えたいと思います．

妊産婦にみられやすい不安

　　　妊娠を望んだ日から，女性は子宮に宿る新しい生命を想い，自らの身体を気遣い，環境に目を向けるようになります．すると，これまで何気なく食べていたもの，過ごしていた環境は安全だろうか？　と心配になり，不安が湧いてきます．妊娠中に，流産，死産，早産，胎児疾患などの可能性が頭をよぎると，腹部の張りや痛み，胎動などの身体感覚に敏感になり，妊婦健診での胎児の発育の様子や医師の説明に一喜一憂することもあるでしょう．やがて訪れる出産は，周産期医療が発展した現代でも，なお母子の命を懸けた体験です．無事に生まれ，その姿を目にするまで，心配や不安が頭をよぎるのは当然であるといえます．出産後は数週間にわたって子どもと一体化して育児に没頭し，乳児のニーズやわずかな変化を見逃すまいと神経を尖らせています．昼夜問わず自分が世話をしないと生きてはいけない乳児を抱きながら，自分に課せられた責任の重さに圧倒されて不安になることもあるでしょう．このように母となるプロセスでは，子どもを守り，育んでいきたいという母性的な欲求が生まれ，それに基づく自然な反応として不安や敏感さがみられるのです．新しい役割に必死に適応しようとしている母親を見守り，不安ごと包み込むことが，パートナー，家族，医療者，保健師に求められる役割といえるでしょう．

　　　一方，心配や不安がコントロールできず，どんどん大きくなり，妊産婦さんに強い苦痛をもたらし，育児や家事，社会生活が困難になっていることがあります．不安症あるいは強迫症と診断されるケースです．

妊産婦に強い不安がみられる：不安症

　　　ここでは，不安症のうち「恐怖症」「パニック症」「全般不安症」を取り上げます．

JCOPY　498-16030

恐怖症とはどんな病気？

特定の対象または状況への恐怖と不安が6カ月以上持続し，生活に支障をきたしている状態を限局性恐怖症といいます．一般的に知られているのは閉所恐怖です．たとえば，閉ざされたエレベーターに乗ると著しい恐怖，不安がみられ，乗ることを避けてしまいます．避ければ避けるほどますます閉所が怖くなります．一番大切なのは避けずに少しずつ恐怖や不安に自分を慣らしていくことです．

周産期に特有な恐怖症は分娩恐怖です．初産婦さんにみられることが多く，分娩の耐え難い痛みや自分がコントロールできない状態に対する強い恐怖，不安が続きます．過去の性的被害などが関連していることもあります．経産婦さんにみられる分娩恐怖の場合は，過去の早産，常位胎盤早期剥離などによる大量出血，疼痛，緊急帝王切開などの経験が恐怖を引き起こしている可能性もあります．恐怖のあまり病院を受診することや内診台に乗ることを避け，適切な医療やケアが行われていないこともあり，注意が必要です．一番避けたい恐怖の対象である分娩はいずれやってきます．避ければ避けるほど恐怖は大きくなるのですから，分娩を経験することは恐怖症治療において重要な機会です．いかに恐怖や不安を和らげながら分娩を乗り越えることができるか，それが，分娩恐怖をコントロールする力になります．妊娠前からパートナー，産科医，助産師，精神科医，帝王切開では麻酔科医が協力してサポートし，安心して分娩に臨める環境を作ることが望ましいでしょう．

妊産婦さんにみられる他の恐怖症として，広場恐怖症というものがあります．広場といっても，広い場所だけが恐怖の対象ではありません．①広い場所にいること，②自動車・バス・列車・飛行機などの利用，③店や映画館など囲まれた場所にいること，④列に並ぶまたは人込みの中にいること，⑤家の外に1人でいることのうち，2つ以上に強い恐怖または不安があり，パニック様の症状が起きた時に逃げ出せない，助けてもらえないと考えて，このような状況を避けることが6カ月以上続く状態をいいます．病院に受診できない妊産婦さん，あるいは，受診時に強い不安やパニック発作を認める妊産婦さんに，広場

恐怖に当てはまらないかどうか，①〜⑤について尋ねてみるとよいでしょう．もし，広場恐怖にあてはまる場合には，恐怖や不安を感じる状況をなるべく避けずに，段階的に慣らしていくことが大切です．まず，パートナーや友人と一緒に避けている場所に行ってみる，次は短時間だけ1人で行ってみる，段々慣れてきたらさらに時間を延ばしてみる……という風に練習していくと，不安は少しずつ小さくなっていくのです．出産後は乳児健診や予防接種など出かける機会がいくつもあります．出産までに練習を積み重ねて不安をコントロールできるようになりたい，というモチベーションを上げる機会になれば……と思います．

パニック症（パニック障害）とはどんな病気？

　恐怖の対象や状況がなくとも，突然，理由もなく動悸，息苦しさ，発汗，震え，めまいなどが発作的にみられ，自分ではコントロールできないように感じて「このまま私もお腹の赤ちゃんも死んでしまうのではないか」という考えが浮かび，強い不安をきたすパニック発作がみられることがあります．これをパニック症と呼んでいます．パニック発作が治まってからも，また発作が起きたらどうしよう？と不安（予期不安）を感じ，発作が起きやすい場所を避けるようになります．妊娠に伴う心拍数や呼吸数の増加，呼吸困難感など急激な身体感覚の変化が，パニック発作と類似しており，それに反応して強い不安を生じることもあります．

　医療者が妊娠による生理的変化について説明し，パニック発作は必ず自然に治まること，発作中に胎児に悪い影響が及ぶことがないことを保証し，予期不安を軽減していくことが大切です．

全般不安症（全般性不安障害）とはどんな病気？

　全般不安症とは，多くの出来事または活動についての強い心配と不安が尽きることなく6カ月以上続き，強い苦痛や生活に支障をきたすものです．

　「夫がリストラされたらどうしよう」「赤ちゃんが重大な病気を持って生まれてくるのではないか」など，心配する内容自体は誰もが不安

JCOPY 498-16030

に思うことですが，起こる可能性が極めて低いことにまで強い心配や不安が続き，自分でコントロールすることができません．それに伴い，落ち着きのなさや，疲れやすさ，集中困難，イライラ，筋肉の緊張，不眠などがみられます．

　全般不安症はうつ病，パニック症など他の精神疾患を合わせて引き起こしやすく，また，疲れやすさや筋肉の緊張などは妊娠特有の身体症状として捉えられやすく，それゆえに全般不安症の診断が見逃されていることがあります．パートナー，家族，医療者，保健師はただの「心配性」として片づけてしまわず，妊婦さんの不安と身体の不調を丁寧に聴き，どのような状況で不安を感じやすいか，不安を感じた時にどのように考え，対処することができるかを共に考えていくことが求められます．呼吸法や筋弛緩法などのリラクゼーション法による不安の予防や緩和も効果的です．

妊産婦が嫌な考えにとらわれてしまう: 強迫症，加害恐怖，加害衝動

強迫症とはどんな病気？

　母性の芽生えと共に，子どもの健康を守り，清潔で安全な環境で育てたいという気持ちが生まれるのは自然なことです．妊娠中にはトキソプラズマ症や風疹など胎児に影響を与えることが知られている感染症や，薬剤，放射能，電磁波などを恐れる気持ちがみられます．ただし，100％清潔で安全な環境を実現するのは現実的に不可能です．妊娠中の手洗い，加熱した食事の摂取，家族のワクチン接種などの感染対策や，最適な薬物療法の選択は大切ですが，すべての心配を避けることは難しいものです．乳児は舐めたり，触れたりしながら自分の身体や身の回りの物を認識し，発達していきます．いくら安全に配慮しても子どもが思いがけない動作をすることもあります．多くの妊産婦さんは完璧に清潔で安全でなくとも，ほどほどに自分や子どもが守られていれば安心することができるのですが，もともと強い不安や完璧主義傾向がある場合，100％清潔で安全な環境ではないことへの不安が募り，「汚れているのではないか（汚染恐怖）」「赤ちゃんに怪我をさせてしまうのではないか（加害恐怖）」などの嫌な考えが繰り返し

浮かび（強迫観念），その考えにとらわれ，その考えを打ち消そうとして，食品や育児用品を繰り返し洗浄する，ベビーベッド柵のロックがかかっているかどうか何度も確認するなどの強迫行為がみられることがあります．また，家族や医療者に同じ行為を強要したり，清潔かどうか，安全かどうか，間違っていないかどうか何度も確認を求めることがあります．

　このような，強迫観念または強迫行為に1日1時間以上を費やしていたり，本人に強い苦痛や生活機能の障害をもたらしている場合は強迫症と診断されます．洗浄や確認をすれば安心できるかというと，実はそうではないのです．嫌な考えを打ち消そうとして洗浄したり，確認したりすればするほど嫌な考えにとらわれてしまい逆に不安を悪化させます．あえて強迫行為を行わない，あるいは回数を減らしていくことが必要です．強迫行為を我慢すると嫌な考えや不安が浮かんできますが，そのままにしておき，あらがわないでいることが大切です．最初はとてもつらいですが，やがて少しずつ不安は小さくなっていくはずです．家族や医療者は妊産婦さんの苦しみに寄り添いながらも，一緒に洗浄や確認は行わず，ほどほどに清潔で安全である環境に安心が得られるように支援していきましょう．

知っておきたい加害恐怖・加害衝動

　望まないのに嫌な考えや衝動が浮かんでくること（侵入思考）は一般に多くの方が経験しています．ふとしたときに，親しい人や弱いものへの暴言，暴力，自傷などのイメージや考えが浮かび，不愉快になったり，そんな自分を怖く感じたりします．しかし，多くの人はその考えや衝動にとらわれず，すぐに消し去ることができます．産後の育児中の親も「自分が誤って赤ちゃんを傷つけてしまうのではないか，死なせてしまうのではないか」（加害恐怖）という考えが浮かぶことがあります．また，思うようにならない育児に直面し，子どもに暴言や暴力を振るいたいという衝動（加害衝動）が生じ，そんな自分を怖れることがあります．幼少期に自分自身が暴力を受けたことがある親が「自分の親がしたように自分も子どもを叩きたくなる」と自分を嫌悪し，責めてしまうこともあるでしょう．このような考えや衝動

JCOPY 498-16030

は多くの親が経験しており，たいていはすぐに治まり，苦しむことは
ありません．

　しかし，加害恐怖や加害衝動に四六時中とらわれてしまうと，育児
や家事が手につかず，大きな苦しみをもたらしてしまいます．しか
し，そのような考えをもつことを恥ずかしいと感じている親は，その
苦しみを自ら打ち明けることができず，孤立しています．加害恐怖や
加害衝動は，育児負担の大きさやソーシャルサポートの不足が関係し
ているともいわれています．実際に子どもへの加害につながってしま
うことは多くはありませんが，加害衝動が長期にわたって続くケース
などでは不適切な養育になりやすいと考えられています．医療者，保
健師らが加害恐怖や加害衝動をタブー視せず，妊産婦さんが安心して
打ち明けることができる信頼関係を築いておくこと，そして，もし打
ち明けられたら決して責めることなく，そのような思いを抱え，苦し
んでいることを労ってほしいのです．一時的な加害恐怖や加害衝動は
多くの方が経験するものであることを伝え，背景にある育児負担を軽
減し，ソーシャルサポートを増やしていくことが大切であると思いま
す．加害恐怖，加害衝動などの侵入思考が繰り返し浮かび，とらわれ
てしまう場合，強迫症，不安症だけでなく，うつ病，ボンディング障
害，産褥精神病によるものの可能性があります．その場合は，ぜひ精
神科で適切な診断と治療が受けられるよう配慮することが望ましいと
考えます．

精神科ではどのような診療を受けるのでしょうか？

　　精神科受診に際しては，あらかじめ予約を取ることをお勧めしま
す．十分な診療時間を確保してこそ，妊産婦さんの不安をていねいに
聴くことができます．予約の際には妊娠中または授乳中であることも
お伝えいただくほうがよいでしょう．妊娠中，授乳中の精神科治療を
引き受けてくれるかどうか知ることができます．産婦人科から診療情
報提供が必要なこともあります．

　　精神科の初診時にはまず，診断が行われます．不安症や強迫症はう
つ病を合併することも多いため，併存する疾患がないかどうかの検討
も行われます．次に心理教育として，病気のなりたちや治療法につい

て説明し理解を深めていきます．その後，話し合って治療方針を決めていきます．一般に不安症，強迫症の治療として最初に行われるのは精神療法です．

　不安や侵入思考についての話を聴きながら，どのように不安をコントロールするかを考えていきます．一般的に用いられる技法は認知行動療法です．その人の物事の受取り方や感じ方（認知）に働きかけていきます．特に自動思考という頭の中に自動的に浮かんできた考えに目を向けます．たとえば，パニック発作が起こった時に「このまま私もお腹の子も死んでしまうのではないか」という考えが頭に浮かび，不安になります．そこで，その考えが浮かんだ理由（根拠）と，その考えに矛盾する事実（反証）を挙げていきます．「動悸がして，どんどん息苦しくなった」（根拠）から死んでしまうのではないかと思ったが，「しばらく安静にしたら治まった」「医師は胎児に影響はないと言った」（反証）という現実との食い違いについて治療者と共に検証します．そして「緊張して動悸がしたり息苦しくなるのはよくあることだ，しばらくしたら治まるものだ」と，より現実的でバランスの取れた考え（バランス思考）ができるよう繰り返し練習していくのです．このような認知行動療法をはじめとする精神療法は，通常は週1回30分×16回などのように頻度・時間・回数が決められていますが，妊産婦さんの置かれている状況（産科合併症による入院，乳児同伴など）によっては，その通りに実施できないことは稀ではありません．柔軟な形で精神療法を継続しつつ，妊産婦さん自身が実生活のなかでホームワークとして取り組んでいくことが大切です．

　精神療法だけでは改善が得られない，または部分的な改善しか得られない場合には，薬物療法を行うことについて話し合います．各薬剤の効果と妊娠や授乳に与える影響，不安そのものが胎児や生活に与える影響について検討します．一般的に不安症，強迫症の薬物治療で用いられるのは選択的セロトニン再取り込み阻害薬（selective serotonin reuptake inhibitors：SSRI），セロトニン・ノルアドレナリン再取り込み阻害薬（serotonin noradrenaline reuptake inhibitor：SNRI）です．妊娠前に服用したことがあり，効果を確認している SSRI，SNRI があれば，それを選択するのがよいでしょう．可能な限り単剤で使用す

るることが望ましいと考えられています.

▽ **参考文献**
- Fawcett EJ, Fairbrother N, Cox ML, et al. The Prevalence of anxiety disorders during pregnancy and the postpartum period: A multivariate bayesian meta-analysis. J Clin Psychiatry. 2019; 23; 80: 18r12527.
- Field T. Prenatal anxiety effects: A review. Infant Behav Dev. 2017; 49: 120-8.
- Demšar K, Svetina M, Verdenik I, et al. Tokophobia (fear of childbirth): prevalence and risk factors. J Perinat Med. 2018; 23; 46: 151-4.
- Fairbrother N, Thordarson DS, Challacombe FL, et al. Correlates and predictors of new mothers' responses to postpartum thoughts of accidental and intentional harm and obsessive compulsive symptoms. Behav Cogn Psychother. 2018; 46: 437-53.
- Fairbrother N, Woody SR, New mothers' thoughts of harm related to the newborn. Arch Womens Ment Health. 2008; 11: 221-9.

兵庫医科大学病院

住所 兵庫県西宮市武庫川町 1-1

website https://www.hosp.hyo-med.ac.jp

病床数 963 床（内，精神科閉鎖病棟　病床数　44 床）

　当院は兵庫県阪神間地域の中核病院として地元に根づきながら幅広い医療を提供しています．初診の患者さんには医療機関の紹介により医療支援センターであらかじめ予約をお取りいただき，再診以降の患者さんは各診療科で次回の予約申し込みを行えるようにするなど，スムーズな診療を実現できるように工夫しています．また，多職種連携のチーム医療で外来受診から入院・退院までフォローできる体制を目指しています．

精神科神経科外来での周産期メンタルヘルスの取組み

　当院産婦人科で出産を予定している妊婦さんで，メンタルに不調を抱える方には安心して周産期を過ごしてもらえるよう精神科の受診をお勧めしています．メンタルに不調を抱えながらの出産，授乳，育児する上での悩み事について妊娠中からご相談させていただき，少しでも安心して出産，育児に臨めるようサポートしています．かかりつけの精神科がある妊婦さんは，かかりつけの精神科に通院を続けていただくことも可能です．当院以外で出産を予定している妊婦さんや，産後にメンタルの不調をきたした方の精神科診療も行っています．精神疾患をもちながら妊娠を考えている女性・カップルのプレコンセプションケアにも対応しています．妊娠前から産後まで，メンタル面，生活面などの相談に多職種のスタッフが対応させていただいています．周産期の大きな変化を乗り越えながら，お母さんと赤ちゃんが共に成長していく姿を目にすることは，我々スタッフの一番の喜びです．

JCOPY 498-16030

Q&A

Q 不安を訴える妊産婦さんに対して、パートナーや家族はどう接したらよいのでしょうか？

A 「妊産婦さんは不安になりやすい」と理解しているとはいえ、日々、妊産婦さんが不安を訴えると、パートナーや家族は「何とかして解決してあげなくては」と思ったり、「家族に対して何か不満があるのかな」と感じたり、どうしてよいのか途方に暮れてしまうこともあると思います。妊産婦さんはパートナーや家族に解決を求めているのではなく、不満があるのでもなく、ただ不安な気持ちを聴いてほしいのです。気持ちを吐き出し、その気持ちを受け止めてくれる相手がいてこそ、不安は軽減していきます。具体的なアドバイスや励ましよりも、静かに聴き、不安な気持ちを受け止め、理解したことを伝え返してあげてください。起こりそうにもないことにまで不安が募って苦しんでいる様子がみられたら、ぜひ、精神科医療機関への受診を提案してみてください。

母親の力，家族の力，そして地域の力を信じて，つなぐ

兵庫医科大学病院 NICU・GCU 退院調整専従看護師 **森 洋子**

当院は特定機能病院で産科一般病棟，MIFICU，NICU/GCU を有する総合周産期母子医療センターです．精神科病棟を有し，精神疾患をもつ特定妊婦を受け入れています．精神疾患をもつ母親の子どもが NICU/GCU に入院することも多くあります．

私は NICU・GCU，産科病棟新生児室の退院調整専従看護師として妊娠期から出産，子育て期まで，外来・病棟・地域と連携して情報を共有し，母子が安全・安心な生活ができるよう支援をしています．また，院内の子ども虐待対応チームにも所属し，子どもの虐待に対し組織的に子どもの安全をより確実に担保し，支援に繋げる活動をしています．

• NICU・GCU 退院調整専従看護師としての活動

妊娠期より支援体制を整えるために，多職種合同の特定妊婦カンファレンスに参加しています．育児について想定される状況について包括的なアセスメントを行い，保健師や訪問看護師，在宅医等との合同カンファレンス，要保護児童対策協議会を通じて情報を共有し問題解決に繋げています．

出産後は，母親の精神状態に配慮しながら母親の思いを傾聴し面談しております．保健センターの介入が困難な母親は，病院で保健師との面談ができるように調整しています．母子同室ができない母親に対しては，退院後の生活がイメージできるよう NICU・GCU 内の退院訓練室で子どもと長時間過ごして頂き，母親が安心して育児ができるようにサポートし退院調整をしています．退院後は，地域でのサポートと保健指導に反映させてもらえるように子どもと家族の情報を保健センターに提供しています．

育児期は，小児科外来に妊娠期からの情報を掲示し，子どもの発育と発達，母親の精神状態，地域のサポート状況を確認し，かかりつけ医か当院でフォローしていくのがよいか等を多職種カンファレンスで検討しています．

• NICU・GCU 退院調整専従看護師としての思い

母親の力，家族の力，そして地域の力を信じて妊娠期から子育て期まで母子が安全・安心な生活が地域ででき，母親と児が共に成長できるような退院調整を行い，切れ目のない継続支援を目指していきたいと思います．

JCOPY 498-16030

5 知的障害，自閉スペクトラム症（発達障害），パーソナリティ障害

筑波大学医学医療系精神医学 **根本清貴**

POINT 　　知的障害，自閉スペクトラム障害（発達障害），パーソナリティ障害といった疾患は，しばしば「対人関係」でさまざまな課題が認められます．これらの疾患は薬で治るものではありません．それぞれに対して，特徴を知ることで，適切な介入をすることができます．周産期においては，「赤ちゃんが守られるか」という視点が大事になるでしょう．その点において，本人を取り巻く環境のアセスメントはとても重要です．行政との連携もほぼ必須になると考えてよいと思います．

知的障害，自閉スペクトラム症，パーソナリティ障害についての基礎的な知識

知的障害

　　知的障害は，生まれながらのハンディキャップであり，知能検査などで測定できる知的機能の低下と社会への適応がうまくいかない状態がおおむね 18 歳までに明らかになる場合に診断されます．有病率は約 1% と考えられています．知能検査では，知能指数（Intelligence Quotient: IQ）が測定できます．IQ は平均を 100 とし，1 標準偏差が 15 となっており，平均より 2 標準偏差未満，すなわち 70 未満であると低下と判断されます．偏差値で考えるとわかりやすいかもしれません．偏差値は平均 50，1 標準偏差 10 ですので，2 標準偏差未満となると偏差値 30 未満ということになり，IQ70 は偏差値に換算するならば 30 未満ということになります．

　　ただし，IQ だけで知的障害を判断することは適切ではありません．社会への適応も判断します．社会への適応とは，平たく言えば，一般的に期待される事柄に対していかに適切に対処し，自立しているかど

うかと言えるかもしれません．必要に応じて忍耐することも求められ
ますし，場合によっては自分の考えを適切に言語で表現することも求
められるでしょう．知的障害がある場合，これらがうまくいかない場
合がままあります．すなわち，忍耐できずに公共の場で怒りを爆発さ
せてしまったり，自分の考えを上手に表現できなかったりということ
です．

自閉スペクトラム症（発達障害）

　　自閉スペクトラム症（発達障害）は，知的障害と同様，生まれつき
の脳機能障害です．有病率は知的障害と同様，1%程度と考えられて
います．スペクトラムという言葉からわかるように，軽症〜重症まで
の幅は広く，重度の場合はいわゆる自閉症であり，軽度の場合はこれ
までアスペルガー障害や高機能自閉症などといわれていました．

　　周産期の現場で遭遇するのはいわゆるアスペルガー障害や高機能群
ですので，この後は主にこれらの群を意識して記載します．

　　自閉スペクトラム症には次のような特徴があります．①社会性の課
題：空気を読むことや相手の気持ちを読むことが苦手です．②コミュ
ニケーションの課題：相手の発言を即時に正しく理解したり，自分の
思いをわかりやすく伝えることが苦手です．③こだわり：次に起こる
出来事を想像することが苦手であり，自分の安心したルールや環境に
過度に固執してしまいます．この3つの本質にあるのは，「想像する
ことが苦手」であることです．相手の気持ちを想像すること，抽象的
なことを想像すること，次に起こるであろう出来事を想像することが
苦手であり，この結果，さまざまな不適応を起こします．

パーソナリティ障害

　　パーソナリティ障害はさまざまなものがあることが知られています
が，周産期で課題になるパーソナリティ障害は大半が境界性パーソナ
リティ障害のため，ここでは境界性パーソナリティ障害について述べ
ます．境界性パーソナリティ障害は情緒不安定性パーソナリティ障害
ともいわれます．

　　20〜30歳代にみられることが多く有病率は研究によって変わりま

JCOPY 498-16030

すが，2〜3％程度と考えられています．市橋は境界性パーソナリティ障害について，次の4つで特徴づけられると述べています．

①スプリッティング：自分の中に「いい自分」と「悪い自分」が同居し，相手も同じように見てしまう傾向にあります．このため，相手とすごく仲良くなったと思った数日後には相手の悪いところが見えてしまって，けんか別れしてしまうこともままあります．

②見捨てられ不安：自分の中に「自分はいつか見捨てられるのではないか」という強い不安があります．これに反応してうつっぽくなったり，交際相手の言動に対して過敏に反応してしまうことがあります．

③操作性：見捨てられ不安に多分に影響されるために，相手を自分から離さないためにさまざまな対人操作が起こります．

④行動化：操作性と同様，見捨てられ不安を解消するための方策として行動化をとってしまうことがあります．具体的には「もう死ぬ」といって友人に電話をしたり，リストカットしたりすることがあげられます．「もう死ぬ」と言われると，相手はその人のことが心配になり，そばについてあげます．これによって，当事者の見捨てられ不安がやわらぐという図式です．なお，見捨てられ不安は正常発達においても思春期に経験されることです．

たいていの方はそれらを乗り越えて成人になっていくわけですが，境界性パーソナリティ障害の方は，そこを乗り越えられずに苦しんでいることが多いです．40歳代以降になると不適応行動は落ち着いてくることが多いことを臨床ではしばしば経験します．

周産期における知的障害，自閉スペクトラム症，パーソナリティ障害

知的障害

周産期での臨床の現場でしばしば困ることは，知的障害の妊産婦は「我慢が難しい」ことです．妊娠期においては，喫煙者だと禁煙が難しいことをしばしば経験します．このような場合，病棟に入院すると喫煙の問題が起きることが推測されます．「喫煙を我慢する」ことが難しいからです．その他，さまざまな場面で忍耐が必要とされる時に

問題が生じます．たとえば育児手技は一朝一夕で身につくものではなくいろいろ試行錯誤が必要です．知的障害があると，「難しいからやめた」となってしまい，投げ出してしまうことがあります．これはネグレクトの要因になりえます．また，さまざまな理由で検診に来ないことも経験します．

そのような観点では，「医療者の予定から外れることがままある」ことを想定しておくことがよいかもしれません．私は知的障害の妊産婦さんと関わる場合，「想定外を想定内にする」ように努力しています．子供を守るために地域と情報共有をすることはしばしばです．

自閉スペクトラム症

自閉スペクトラム症の妊産婦さんについては，「想像力に乏しい」ことが影響します．赤ちゃんが泣く時，「なぜ」泣くのかを想像することがわからず，狼狽してしまったり，パニックになってしまったりすることがあります．この時，「なぜ泣くのか」をていねいに伝えてあげることで落ち着くことができます．

自閉スペクトラム症の対応のコツは，「10 を聞いて 10 を知る」と「口で伝えるのではなく，紙に書いて伝える」です．たとえば，泣く場合は，紙に「赤ちゃんが泣いている場合，①おしっこやうんちをした，②おなかがすいた，③眠い，④体が痛い　の 4 つを考えてあげましょう」といったことを記載して，この紙を用いて説明してあげるようにするといいかもしれません．そして一つひとつの事柄に対して具体的な対応策を伝えます．彼らは決して能力が低いわけではないので，方法を伝えてあげてそれを理解すれば行うことができます．ただ，想像力が乏しいことで適切な対応にすぐに結びつかないのです．したがって，最初は大変ですが，一旦手技を身につけると，要領はそこまでよくはないものの，しっかりと育児できるようになることが多いです．

パーソナリティ障害

境界性パーソナリティ障害の患者さんの特徴の一つに，「見捨てられ不安が強いため，不特定の人と性的関係を持ちやすい」ということ

があげられます．そして上述のように不安定な人間関係であることから妊娠が成立している時にはすでにその相手とは交際していないということがままあります．このため，境界性パーソナリティ障害の妊婦さんの場合は，まず，「パートナーがいて本人をサポートできるか」が大事になります．

　パートナーがいる場合，そのパートナーがどれだけ本人をサポートしようとしているかを観察することが大事です．境界性パーソナリティ障害の場合，「見捨てられ不安」が根底にありますので，もし，パートナーが自分のことを見捨てないと感じた場合，さまざまな問題がびっくりするぐらいすっと消えることもあります．しっかりしたパートナーのもとでの妊娠・出産は境界性パーソナリティ障害の患者さんにとってはよい結果につながることがあるということです．

　一方，パートナーがしっかりしていない，もしくはいない場合は，多くのサポートが必要になります．患者さんは情緒が非常に不安定であり，医療者はしばしば本人の言葉に振り回されます．また，自傷も稀ではありませんので，正直気が抜けないと思うこともあるでしょう．このような中，精神科医の役割は，「本人が破綻しないように本人の人生という道にガードレールをもうけてあげること」と感じています．患者さんの生き方は例えるならば崖道を猛スピードで暴走するような感じです．そのような中では一歩間違えれば命を失いかねない大怪我をしてしまいます．そのような中，崖から落ちないようにガードレールを設置することで安心して走っていくことができるようになります．具体的には，「スプリッティングに振り回されず，どっしり構えて，患者さんが『この人は見捨てない』と感じるように支えていく」「してはいいことと，いけないことを明確にしていく」といった対応をしていきます．産婦人科医，助産師だけでは対応に苦慮することもありますので，精神科医とコラボレーションすることを強くおすすめします．

▽ 参考文献

・Sadock BJ. et al. カプラン臨床精神医学テキスト DSM-5 診断基準の臨床への展開 第3版. 東京: メディカル・サイエンス・インターナショナル, 2016.

筑波大学附属病院

(住所) 茨城県つくば市天久保 2-1-1

(website) http://www.hosp.tsukuba.ac.jp/

(病床数) 800 床（内，精神科開放病棟　病床数 41 床）

 筑波大学附属病院での取組み

　　筑波大学附属病院では，2015 年から「要支援妊産婦カンファレンス」を行っています．毎週月曜日の 16 時〜16 時半の 30 分間，産婦人科医，小児科医，精神科医，助産師，ソーシャルワーカー，心理師が一堂に介して支援が必要な妊産婦さんに対して話し合っています．年間 1,200 件のお産がありますが，おおよそ 1 割ぐらいの方が要支援妊産婦としてリストにあがってきます．カンファレンスでは助産師が気になる妊産婦さんを 10 名程度あげて状況を報告し，対応が必要な方に対して，ソフトにアクションプランを決めるようにしています．ここであえて「ソフトに」と書いたのには意味があります．もし，「この人の対応は○○さんがやってください！」といった強い形になってしまうと，その場がギスギスしてしまいます．むしろ，チームとして妊産婦さん，そして生まれてくる赤ちゃんを支えるために何ができるかを考えていくなかで自然と誰が対応したらよいのかが浮かび上がってくる感じです．メンバーに恵まれていることと，30 分と時間を区切っていることが幸いしたのか，5 年以上継続しています．

　　精神科としては，産婦人科とタイアップして，産婦人科を受診した精神疾患合併妊婦は全例，精神科に紹介いただき，最低でも妊娠中，そして出産直後，産後 1 カ月後に診察させていただくようにしています．それにより，出産前後での表情の変化を知ることができるため，産後うつが認められた時にも早期に介入しやすいということがあります．産婦人科医が誰を紹介し

JCOPY 498-16030

て，誰を紹介しないと考えるのは難しいと思います．したがって，皆，紹介していただき，こちらで精神症状をアセスメントし，対応について産婦人科医および助産師と情報を共有するようにしています．

　また，この取組みをする中で，精神科医の役割の一つに「助産師さんに安心感を提供する」ことがあると感じています．助産師さんが精神疾患を有している妊産婦さんに対応する中で，「何かあったら気楽に相談できる」という安心感があるとないとでは大きな違いがあると感じています．その点で，助産師さんが，直接精神科医に連絡をとって大丈夫という体制をとっています．

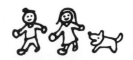

Q & A

Q1 境界性パーソナリティ障害と診断されている妊婦さんですが，精神科でたくさんのお薬が出されているようです．薬物療法は必要ですか？

A1 境界性パーソナリティ障害は，根治薬はありません．見捨てられ不安が治る薬があるわけではないので．ただ，対症療法として薬を出さなければいけないことは経験されます．実際，少量の抗精神病薬などの内服で生活しやすくなる方々はいらっしゃいます．

この際，考慮しなければいけないことは，あくまでも対症療法に過ぎないこと，そして，過量服薬するリスクがあることです．私は，境界性パーソナリティ障害の患者さんに薬を処方する必要があるときは，「過量服薬したらお薬処方できなくなりますからね」とお伝えするようにしています．そのような中，妊娠はお薬を整理するいいチャンスでもあります．急に薬をやめてしまうと離脱症状なども出るので慎重な整理は必要ですが，妊娠を通して見捨てられ不安がやわらぐこともあります．

Q2 発達障害のお母さんです．注意欠如多動症（ADHD）の傾向もあるそうですが，何か対応で注意することはありますか？

A2 発達障害とADHDはまま合併することが知られています．ADHDには，「不注意」が目立つタイプと「多動，衝動性」が目立つタイプがいます．臨床の現場では「不注意」が目立つタイプとお会いすることが多い印象があります．対応での注意ですが，ADHDの方は基本，「おっちょこちょい」であることを念頭に置くことがまず大事と感じます．おっちょこちょいなので，ポカミスを連発しま

JCOPY 498-16030

す．このため，それまでの人生で注意されることが多く，自尊心が低い方が多いことが知られています．そのような中，育児に挑戦するわけですが，やはりポカミスが多いので，どうしても「指導」してしまいたくなると思います．

市橋[1] は，ADHD への対応のコツとして，「まずほめる」「ときどきほめる」「忘れずほめる」を提案しています．自尊心が低いので，まずできていることをほめてあげる，それによって能力をのばす．ただ，ほめてばかりだとのびないところもあるので十分にほめた上で介入もしていくが，その上でもときどきほめるようにする．そして，さらに能力がましてくると，ほめられることがなくなっていくので忘れずにほめてあげるということです．育児に取り組んでいく中で，「ほめられる」経験は育児に対するモチベーションを維持するのにとても大事なことと思います．「まずほめる」は，ADHD の妊産婦さんのみならず，すべての妊産婦さんに通じるものなのかもしれません．

▽ **参考文献**

1) 市橋秀夫. 心の地図＜上＞-こころの障害を理解する. 東京: 星和書店. 1997.

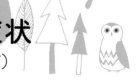

6 ストレスに伴う身体症状
（心身症，変換症，身体症状症など）

埼玉医科大学総合医療センターメンタルクリニック **安田貴昭**

POINT　さまざまな検査を繰り返し，どこにも異常が見つからないのに体のつらい症状が続くとき，あるいはきちんと治療をしているのに病気がなかなか治らないとき，医師が患者さんに「ストレスでしょう」「精神的なものでしょう」などと言うことがあります．精神科の受診を勧める内科医や外科医もいます．

　実際に身体の病気がストレスで悪化したとか，ストレスが解消されたら辛い症状も軽くなったという人も多いのではないでしょうか．逆に慢性的に続く身体の不調がとてもストレスだという人もいるでしょう．このように，ストレスと身体状態が互いに影響しあうことは一般によく経験されることです．しかし，ストレスが身体症状を引き起こしたり，身体の病気に悪影響を与えたりするようなことは本当にあるのでしょうか？　また，それらは精神科で治療する障害や疾患なのでしょうか？

　この章ではストレスと身体の不調の関係について精神科ではどのように考えるかを説明します．

ストレスとは

　もともと「ストレス」は物体に外部から何らかの力が加わったとき，その物体にひずみを生じさせるような内部の力を意味する工学用語でした．ひずみが大きくなると物体は損傷します．それと同じように人間の身体も外部から刺激や負荷が加わると，自律神経系や内分泌系の反応を介して身体にさまざまな不調が生じることが見い出されました．これがセリエ博士のストレス学説です．

　外部からの刺激や負荷をストレッサーといい，それによる身体の変化がストレスです．ストレッサーには物理的刺激や化学的刺激，恐怖

や不快などといった心理学的刺激が含まれますが，現在では「ストレス」といえばこの心理学的なストレッサーを意味することが一般的になりました．

さまざまなストレス

　ストレスという言葉は現在ではとても幅広く使われています．過度な責任や仕事の疲れ，理不尽なことへの怒り，人間関係のいざこざ，孤立による寂しさ，人生の節目での悩みや迷い，大切な人や物との離別など心に関係するあらゆることが「ストレス」という言葉で表現されます．このうち交通事故や虐待など生命に関わるような危機に関するストレスは PTSD（心的外傷後ストレス障害）の発症などに関連します．生活していくなかで困難な状況におちいり，どうにも立ち行かなくなって心身の不調をきたしてしまったような場合は適応障害と診断されることがあります．

　精神分析学や精神病理学では葛藤や喪失体験が神経症やうつ病の原因として考えられてきました．葛藤や喪失体験も心理的ストレスの一種だといってよいでしょう．神経症とは最近の診断名で言えばパニック障害や強迫性障害，身体症状症や変換症などにあたります．

　このように一口に「ストレス」といっても，その内容や程度はさまざまです．同じような経験をしていても人によって強いストレスになったり，ならなかったりします．ストレスが生じていても本人はそれと自覚しておらず，表面的には平気な顔をしているということもあります．他人がストレスだろうと決めつけてしまうことには慎重でなければいけません．

「変換症」とは？

　手足の麻痺やけいれん，目が見えなくなった，声が出ない，急に意識を失って倒れるなど，一見して脳神経系の病気にみえて実際にはいくら調べても脳や神経に異常がみられないという疾患が変換症です．以前は「転換性障害」という訳語が使われていました．この「変換」「転換」は「心理的な問題が身体の症状に変換される（置き換わる）」という意味です．つまり，身体疾患とは関係なく，ストレスが原因と

なって身体の症状が現れるのが変換症だということになります．

　脳神経の病気ではないことが確実に証明できればよいのですが，医師はときに誤診したり所見を見落としたりします．また，神経疾患の症状と変換症の症状が混在することもあります．したがって変換症の治療は精神科医が行いますが，定期的に神経内科医や脳外科医のチェックを受けるなどの連携や協力はとても大切です．

　ちなみに，かつて変換症は「ヒステリー」と呼ばれていました．その語源は「子宮」で，女性に対する侮蔑的な意味が含まれており，現在，医学用語として使うのは不適切です．

「身体症状症」とは？

　身体症状症はアメリカ精神医学会が作成している診断基準であるDSMの最新版（DSM-5）から使われている比較的新しい診断名です．以前の診断名では身体表現性障害や身体化障害などにあたります．身体症状症の仲間には病気不安症や変換症などがあります．病気不安症は自分が重篤な病気にかかっているのではないかと繰り返し心配するという疾患です．

　「身体表現性」とは心理的なストレスが，身体症状として表に現れてくるという意味です．「身体化」もストレスが身体の症状に変化して現れてくることをさします．似たような言葉に「行動化」がありますが，これはストレスが自傷行為や過食などの行動として現れてくることをさします．

　これらの疾患の要点は，身体症状に対する強い苦痛や不安ということです．患者がさまざまな身体症状を訴えて診察や検査を繰り返しても，これといった身体の病気が見つからないということも多くみられます．そのため医療者から「気にしすぎ」「おおげさに訴える」などとネガティブに受けとられやすく，そのような医療者の態度に深く心を傷つけられてしまう人も珍しくありません．

　以前は「身体症状の原因となる身体疾患がみつからない」ということが診断で重視されていました．この点は変換症の考え方と似ています．しかし身体的原因を特定することは実際には非常に難しいことであり，最近では症状に対する不安や心配がどれくらい過剰で不適切か

JCOPY 498-16030

ということにポイントが置かれるようになってきました.

ストレスと心身症

日本心身医学会は心身症を,「身体疾患の中で, その発症や経過に心理社会的な因子が密接に関与し, 器質的ないし機能的障害が認められる病態をいう. 神経症やうつ病など他の精神障害にともなう身体症状は除外する」と定義しています. この心理社会的な因子というのが, 一般に「ストレス」といわれているものです.「心身症」は一つの疾患の名前ではなく, ある身体の疾患がストレスの影響を受けて発症したり悪化したりしているときに, その疾患を心身症であるとみなすという病態をさす言葉です.

心身症になりうる病気は喘息や消化性潰瘍, アトピー性皮膚炎, 過敏性腸症候群など数多くあります. これらはストレスが関係しているからといって精神科医が治療するわけではありません. しかし, 身体的な治療と並行して精神科医や心理師が関わり, ストレスの軽減や解決にむけて取り組んでいくことには大きな意味があります.

なお, 心身症の治療において内科医と精神科医の役割を一人でこなすのが心療内科医です.

ストレスをどのように「診断」するのか

「ストレス」は便利でわかりやすい言葉ですが, それを突き詰めて考えようとすると, とらえどころがなく, 取り扱いに困ってしまう概念だろうと思います. 今のところストレスを客観的にはっきりと判定する検査や指標はなく, ストレスと身体症状の関係性を数量的なデータに基づいて判定することもできません.

では, 精神科医はどうやってストレスの判断をしているのでしょう. 精神科医はまず症状がいつから, どのように起こってきたかという経過を丹念に聞き取っていきます. 身体的な検査や診察が適切に行われてきたかどうかも確認します. そして, それらと同時にその人の生い立ちやもともとの性格などについても把握し, 訴えている症状がこの人にとってどんな意味をもつのかといったことも考えていきます. そのようにして, いわば状況証拠を集めていくことで, 心の動き

と身体の状態がどのようにつながっているのかを推測し，症状とストレスの関係を判断していきます．

妊産婦とストレス・身体症状

妊娠中の女性の身体感覚

　妊娠中の女性にとって，お腹の赤ちゃんを守らなければならないという責任感の重圧はどれほどのものでしょう．万が一のことがあってはならないという気持ちは，24時間絶え間なくつづく緊張感として感じられることもあります．

　そのような中で何か身体に異変を感じることがあったらどうでしょう．普段なら気にしないようなちょっとした変化でも，お腹の赤ちゃんのことが心配になり，気になってしまうかもしれません．はじめて妊娠を経験する人では，自分が感じている身体の変化が異常なものなのか，それとも妊婦なら誰でもあるようなことなのか，すぐには判断できず不安に感じてしまうこともあるでしょう．

　このような身体の変化に注意を向ける心理は普通にあることですが，それが過剰なものになればメンタルのケアやサポートが必要になってきます．しかし，どこまでが普通の心配でどこからが過剰な心配なのか，境界線を引くことはとても難しいことです．

　診断のためにはくわしい問診が必要ですし，家族やかかりつけ医師からみた本人の様子の印象なども参考になります．

妊娠中の不安と身体症状症

　妊娠中は何かと不安を感じやすい時期です．自分や胎児の健康状態から家庭の経済状況，はては夫の浮気の心配まで，あらゆることが不安になってしまうことがあり，さらにそれが過剰すぎるような場合は全般性不安障害と診断されます．一方，自分自身の身体の変化や症状に限定されて不安や苦痛が強まり，それが気になってしかたないということになると身体症状症という診断になります．

　妊娠していないときは「少々のことは様子をみよう」といった気にもなりやすいですが，妊娠中は本人もまわりの人も「万が一のことが

JCOPY　498-16030

あるかもしれない」と，慎重に考えるようになります．もちろん，妊娠中はちょっとした変化でも軽く考えないで，早めに医師や助産師に相談するべきなのですが，繰り返し病院を受診して，そのたびに何も異常がないという結果であったりすると，さすがにまわりの人も疲れてきてしまいます．本人は自分の身体も辛いし赤ちゃんのことも心配でたまらないのに，まわりの人はその不安や心配に振り回されて疲弊してしまい，大切な人間関係がぎくしゃくしはじめます．そうするとそれがまた新たなストレスを生んでしまうことになり，どんどん悪循環にはまり込んでしまいます．身体の不安を訴える本人を支えていくことはもちろん，そのまわりの人のメンタルにも気を配ることが大事になります．

妊娠中の「大丈夫」という言葉

身体状態への不安や心配が強いとき，医療者からの「大丈夫ですよ」という力強い言葉は何より大きな支えになるものです．しかし，そのような言葉が逆効果になってしまう場合もあります．たとえば過去に流産や死産，まれな疾患や障害を経験したことのあるといった女性です．

確率的にいうならば，何らかの明確なリスク因子がないかぎり，過度な不安のほとんどは取り越し苦労に終わります．つまり「大丈夫」なのです．しかし，過去に「大丈夫ではなかった経験」をしている人にとっては「二度あることは三度ある」と考えてしまい，あまり安心につながりません．また，そういった女性は医療者から「大丈夫，大丈夫」と励まされながら「結果として大丈夫ではなかった」という経験をしていることが多く，そのような言葉に疑いや不信を感じやすくなっていることもあります．

このような時は「大丈夫」という励ましはひかえたほうがよいでしょう．本当に大丈夫だといえる状況であるならていねいにその根拠を示すようにします．そうでないならば，不安を取り除こうとするより，むしろ一時的であっても同じ不安をともに背負って，自分も一緒に心細い思いを分け合うようにするほうがよいと思います．そうしてから不安を和らげる工夫を一つひとつ一緒に考えていくようにしま

す.

妊産婦の心身症

　妊娠中や産後に起こる身体的な症状や病態も，心身症の定義にあるように「その発症や経過に心理社会的な因子が密接に関与」しているならば，心身症だと考えることができます．しかし，妊娠中に起こる悪阻（つわり）や切迫早産などの病態と心理社会的因子との関係は明らかではなく，これらを心身症として治療することが有効かどうかこれまであまり検討されていません．一方で妊娠中に問題になってくる糖尿病や高血圧などは一般的に心身症になりうる病気としてあげられており，それらの合併症をもっている妊婦ではストレスの影響についても注意しておくことも治療の上で有用なことでしょう．妊娠中の不安や抑うつが早産，低出生体重などに影響するという指摘もあります．

　強い悪阻の症状があったとして，それが体質的なものなのかストレスや心の問題が影響しているものなのかを区別することはとても難しいことです．しかし，重い悪阻のために食事もろくに採れず，精神的にまいってしまうというようなことは起こります．身体のケアをするときに，当たり前のように心の健康状態にも気配りする心構えは常にもっておくのがよいことだと思います．

▽ 参考文献
・安田貴昭，畠田順一，吉益晴夫. 器質的異常を伴わない神経疾患様の症状への対応. BRAIN and NERVE. 2018; 70: 971-9,
・安田貴昭. 不安障害・強迫性障害の妊婦・授乳婦への治療. 医学のあゆみ. 2018; 266: 533-5.
・Schetter CD, Tanner L. Anxiety, depression and stress in pregnancy; implications for mothers, children, research, and practice. Curr Opin Psychiatry, 2012; 25: 141-8.

JCOPY 498-16030

埼玉医科大学総合医療センター

住所 埼玉県川越市鴨田 1981

website http://www.kawagoe.saitama-med.ac.jp

病床数 1,053 床（内，精神科病床 0 床）

　埼玉医科大学総合医療センターは埼玉県川越比企地区の医療の中核的役割を担っている急性期型の総合病院です．総合母児周産期医療センターを併設しており，県内のハイリスク妊婦を積極的に受け入れています．精神科はメンタルクリニックという名称で呼ばれており，外来診療とコンサルテーション・リエゾン診療を中心に臨床や研究を行っています．精神科病床がないため，入院が必要な場合は近隣の病院に紹介しています．

 ## 周産期メンタルヘルス取組み

　以前から当院の助産師や産科医らは周産期メンタルヘルスの重要性に目を向けており，助産師によるサポート外来で妊産婦さんのメンタルケアを行うなど積極的な活動が行われてきました．産科や新生児科に所属する心理師による支援も行われています．

　メンタルクリニックでは，それらに協力する形で少しずつ周産期メンタルヘルスへの活動を行ってきました．2015 年には精神科の治療や評価を必要とする妊産婦さんが受診しやすいように周産期メンタルヘルス専門外来を開設しました．

　2009 年と 2014 年には当院が主管して日本周産期メンタルヘルス学会（当時は研究会）が開催されました．また，川越市内の産科施設や保健所の職員らとで事例検討会を行うなど地域での連携にも取り組んでいます．地域にはメンタルケアを必要とする方がたくさんおり，それをどのような仕組みでカバーしていくかが今後の大きな課題だと考えています．

✏️ 周産期メンタルヘルス専門外来

　メンタルクリニック外来はすべて予約制で，原則的にかかりつけ医などからの紹介状をお願いしています．周産期メンタルヘルス専門外来を担当している医師は現在1名で，週1日再診日をもうけています．

　精神科で治療中の女性が妊娠したときや，これから妊娠したいと考えているときは，まずかかりつけの主治医に相談することが第一です．その上で，より詳しい相談をしたい，他の医師の意見も聞いてみたいというときには，ぜひ当院の専門外来を利用していただければと思います．

　また，当院の産科で出産を予定している女性が産科医師や助産師からの勧めで専門外来を受診されることもあります．以前に精神科や心療内科で治療していたことがある人では，妊娠経過中や産後にメンタルの状態が悪くなることも心配です．いざという時にすぐに対応できるよう，状態が安定していても一度専門外来を受診していただくこともあります．

　それ以外にも，不妊治療に伴うストレスについての相談や死産や流産を経験したことによる喪失体験など，関連する領域に幅広く対応するようにしています．今のところ産後は特に期限をもうけず，希望される方はひきつづき専門外来への通院を継続しています．

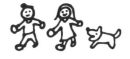

JCOPY 498-16030

Q&A

 ストレスやメンタルの不調が妊娠経過に与える影響にはどんなものがありますか

 妊娠に関する不安が強いと早産になりやすく，抑うつ症状が強いと赤ちゃんが低体重になりやすいということが複数の研究の結果から明らかになっています[1]．しかし，このようなメンタルの不調はさまざまな原因によって起こるもので，そのメカニズムなどはまだよくわかっていません．ストレスの例としては，パートナーからの暴力は早産と赤ちゃんの低体重の両方のリスクになることが報告されており，妊婦さんの家庭環境やサポート体制などをきちんと把握しておくことはとても大切です．

 変換症と診断されており，脳神経系に異常がないのに急に気を失ったりする方が妊娠されました．どのようなことに注意してサポートしたらよいでしょうか．

 まずはその妊婦さんが変換症という病気をどのように受けとめているか，本人からよく聴いて理解することが大切です．脳神経系には異常がないという説明で納得して，それほど心配していないという人もいれば，実は何か大きな病気が隠れているのではないかとずっと気にしている人もいます．妊娠中に気を失って転んでしまったらどうしようと怖がっていることあれば，むしろ産後の育児が心配だと思っていることもあります．気になるポイントは人それぞれなので，そのポイントに焦点をあてながら，どのようにこの疾患と付き合っていくかを一緒に考えていくのがよいと思います．

1) Schetter CD, Tanner L. Anxiety, depression and stress in pregnancy; implications for mothers, children, research, and practice. Curr Opin Psychiatry, 2012; 25: 141-8.

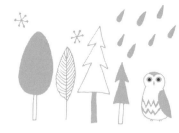

7 PTSD
（心的外傷後ストレス障害）

岩手医科大学神経精神科学講座 **福本健太郎**

POINT
　　　　　トラウマとは，何らかの精神的に大きな打撃を受けたあとに残る「こころの傷」です．トラウマとなりうる出来事として，大地震や洪水などの自然災害，家庭内虐待，いじめ体験，暴力や犯罪被害，性被害がありますが，周産期では，予定外の妊娠，緊急出産，早産，出産時の産科合併症に加え，長期 NICU 滞在がトラウマになる可能性があります．

　PTSD の代表的な症状は「侵入（再体験）」，「回避・精神麻痺」，「過覚醒」，「認知と気分の変化」であり，周産期 PTSD でもこれらの症状がみられます．トラウマ体験に苦しみは，決して一人で抱え込んではいけません．家族や友人に話をする，それでも症状が緩和しない場合は，専門家や行政機関からサポートを受ける体制を整えることが重要です．

トラウマとは？

　　　　トラウマとは，何らかの精神的に大きな出来事を体験したあとに残る「こころの傷」です．トラウマとなる出来事としては，大地震や洪水などの自然災害，家庭内虐待，いじめ体験，暴力や犯罪被害，性被害があります．トラウマは被害をうけた本人に起こるものではなく，悲惨な光景を目撃したり，家族や友人の被害に直面した場合でも被ります．どのような出来事も，みなさんが同じ感じ方をするわけではありません．また同じ人であっても，その時の心理状況や置かれていた状況によって感じ方は異なります．トラウマを負うということは，「自分にとってそれが恐怖や脅威であった」ことが重要であって，他の人の判断基準でその出来事がトラウマかどうかを決められるものではありません．

JCOPY 498-16030

PTSD の症状

　　心的外傷後ストレス障害（PTSD：Post-Traumatic Stress Disorder）は，大きなトラウマを負った後に生じるストレス障害あるいは情緒障害です．PSTD の発症には個人的な体質や気質，社会的な要因が影響しますが，決してこころの弱い人だけがかかる病気ではありません．

　　PTSD の代表的な症状は「侵入（再体験）」，「回避・精神麻痺」，「過覚醒」，「認知と気分の変化」です．PTSD では，これらの症状が少なくとも 4 週間以上続きます．

侵入症状（再体験）

　　意図せずにトラウマの原因となった出来事が頭の中に繰り返し蘇ることで，フラッシュバックとも呼ばれます．夢を見てうなされたり，体験した当時に戻されたかのような感覚となるため，動悸，発汗，震えなどの身体的反応を伴うこともあります．子どもの場合は遊びを通じてトラウマを再体験することがあります．例をあげると，東日本大震災の被害にあった子どもたちは，トラウマの再体験として津波ごっこや地震ごっこをしていたとの報告がありました．

回避・精神麻痺症状

　　トラウマを何度も追体験するのは苦痛なので，出来事を思い出したり考えたりすることを極力避けます．その結果，思い出させるような場所や人を避けたり，関連した話題を避けるようになります．また，つらい記憶に苦しむことを避けるために，感情や感覚が麻痺するため，何も楽しく感じられなくなったり，生き生きとした感情を伴わなくなります．

過覚醒症状

　　常に危険が続いているかのような張りつめた状態になります．眠れなくなる，物音などに敏感になる，ちょっとしたことでイライラし，怒りっぽくなります．

認知と気分の変化

　トラウマを負った後に「私が悪い」,「誰も信用できない」と自分や他人を責めたり,否定的な感情をもつことがあります.また物事への興味や関心がなくなる,周囲からの疎隔感を抱くようになります.元々,否定的な認知や陰性感情があった場合は,トラウマを負うことで,さらに悪化することがあります.

　代表的な症状の他に,PTSDでは大うつ病性障害,不安障害,アルコールや薬物依存が併存しやすいといわれています.これら併存疾患や身体症状が全面に出ている場合は,そちらの症状に注目してしまい,PTSDの診断が遅れることがあります.また,回避症状を伴うため,ご本人から進んでトラウマを語られることが少ないこともPTSDの診断が遅れる原因となります.安全と思える環境で,詳細な経過を聞くことが早期にPTSD診断をする上で重要となります.

複雑性PTSDとは?

　子どもの頃の家庭内虐待や学校でのいじめなど,長期間にわたり繰り返し体験したトラウマによるPTSDを複雑性PTSDと呼び,単回性のトラウマによるPTSDと区別します.子どもの頃から安心して自分の気持ちを受け入れてもらうことができずに成長すると,相手から自分がどう思われるか,どう評価されるかと,いつも不安になります.「傷付けられたくない」,「嫌な思いをしたくない」と人との関わりを回避する傾向があるため,大人になってからも生きづらさを感じる人は少なくありません.成人になってからトラウマを体験していない場合でも,過去のトラウマによるPTSD症状から,成人になって対人関係や異性とのトラブル,薬物やアルコールの乱用,自傷行為,解離症状を起こすことがあります.

PTSDに悩んでいる方がいたときは

　まずは気持ちが安心できる,安全と思える環境を整える必要があります.症状が長引いている理由として,相談できる人が身近にいなかったり,気持ちが落ち着かない環境だったりするかもしれません.

JCOPY 498-16030

また勇気を出して相談しても，「それほど悪くはない」，「しっかりすれば大丈夫」などと理解のないアドバイスを受けてしまったことがあるかもしれません．トラウマを一人で抱え込んで悩むのも症状の一つです．相談先は，病院だけに限らず，精神保健福祉センターや保健所，または犯罪被害者支援センターや女性相談センターなどもありますので，相談を促してみるのもよいでしょう．

周産期におけるトラウマ・PTSD

周産期のトラウマはどのようなものがあるか？

出産は多くの女性ならびに社会にとってポジティブな出来事と考えられていますが，一方で妊娠や出産時に苦痛を感じたり，不幸な出来事のためにトラウマを負ってしまうことがあります．具体的には，不妊や流産，喜ばれない予定外の妊娠，胎児異常の指摘，妊娠合併症という妊娠に関わる出来事，また長時間の苦痛を伴う分娩，予想もしていなかった早産や緊急の帝王切開，吸引分娩，そして死産といった出産時に関わる出来事，生まれてきた子の身体疾患，NICU の長期滞在がトラウマとなる可能性があります 表1.

表1 周産期に関連したトラウマ

発達期	妊娠前	妊娠中・出産時	出産後
過去の虐待経験	不妊治療 流産 予定外の妊娠	妊娠中の合併症 胎児異常の指摘 緊急帝王切開 長時間・痛みを伴う分娩 吸引分娩 死産	新生児の身体合併症 長期 NICU 滞在

周産期 PTSD の特徴

海外の調査では，妊娠中の PTSD 有病率は 3.3 ％，産後では 4 ％と報告されています．妊娠前に PTSD に罹患した既往歴があると，妊娠中や出産の出来事によって PTSD が再誘発されるリスクが高くなります．産後 PTSD の多くは出産直後から産後 1 年の間に発症し

ます．過去の虐待経験，不妊治療，予定外の妊娠，妊娠中に精神的不調を呈した母親，予想もしていなかった緊急出産，早産，出産時の産科合併症といった出産までの出来事に加え，産後に社会的支援が脆弱な場合，産後 PTSD の発症リスクが高くなります．

　周産期 PTSD に特徴的な症状として，出産に関する悪夢をみたり，出産時の肉体的，精神的に苦痛な体験が再体験される侵入症状を認めます．本来は子育てに疲れ，眠れるはずなのに過覚醒のため眠ることができず，イライラしやすくなる方もいます．また回避症状として，苦痛を思い出させる病院への来院を避けたり，出産に関わった人たちとの付き合いを避けることもあるため，本来受けるべきケアを避けてしまうという悪循環に繋がることもあります．その他，生まれてきた子に身体疾患がある場合や子が長期間 NICU に滞在することで，「子どもがこんな状態になったのは自分のせいだ」，「子どもや夫に申し訳ない」と自分を責め立ててしまうこともあります．また，希死念慮が生じる，自分が自分でないような現実感を失った感覚や解離がみられることもあります．なお周産期 PTSD の症状はうつ病の症状と類似する部分もあるため，トラウマの存在や再体験症状を見落としてしまうと，産後うつ病と診断されることがあるので注意が必要です．

周産期 PTSD のケアについて

　周産期 PTSD を予防するには，まずは PTSD 発症ハイリスクの母親を発見することから始まります．過去のトラウマ体験，妊娠中の健康状態，現在および今後のストレス要因ならびに出産後の支援体制に関した情報を周囲が把握した上で，妊娠・出産・子育てに対して女性がどのように認識しているかを聴取します．また，虐待のトラウマをもつ母親の中には，出産後に「私は親みたいにならない」，「どんなときも子どもに優しくしなければならない」と強く思い，自分がイライラしてもその気持ちを一人で押し殺し，"良き母親"，"完璧な母親"を目指して子育てをする方がいます．人間なので，完璧にはできません．ふとしたときに怒鳴ったり，子どもの心が傷つくことを言ってしまうと，「やっぱり子どもを産むべきではなかった」，「（私は）幸せにはなれない運命なんだ」などと自分を責め立て，過去のトラウマから

JCOPY 498-16030

抜け出せないことに無力感を抱えてしまう方もいます．中には，この怒りや悲しみが虐待として子どもに向けられることもあります．

　不幸にも妊娠，出産時にトラウマを体験した場合，子育てをしながら過去のトラウマ体験に苦しんでいるときは，決して一人で抱え込まないようします．とにかく話すことです．一般的な PTSD への対応と同様に，周囲への相談をする，それでも症状が緩和しない場合は，専門家や行政機関からサポートを受ける体制を調整することが重要です．

▽ 参考文献

- Yildiz PD, Ayers S, Phillips L. The prevalence of posttraumatic stress disorder in pregnancy and after birth: A systematic review and meta-analysis. J Affect Disord. 2017; 208: 634-45.
- Cook N, Ayers S, Horsch A. Maternal posttraumatic stress disorder during the perinatal period and child outcomes: A systematic review. J Affect Disord. 2018; 225: 18-31.

岩手医科大学附属病院

住所 岩手県紫波郡矢巾町医大通二丁目 1-1
website https://www.hosp.iwate-med.ac.jp/yahaba/
病床数 1,000 床　うち精神科病棟 68 床（成人 50 床，児童 18 床）

　岩手医科大学附属病院は，岩手県の中核的役割を担っている急性期型の総合病院です．2019 年 9 月 21 日に大学病院が盛岡市から現在の場所に移転，開院しました．大学病院では珍しいですが，成人用の病棟（50 床）および児童精神病棟（18 床）があります．総合周産期母子医療センターの併設のみならず，産科および精神科とも病棟も有しているため，周辺地域に加え，県内各地からハイリスク妊産婦が当院へ紹介となります．

 周産期メンタルヘルスの取組み

　ハイリスク妊産婦連携指導料が診療報酬として算定可能となったことを受け，当院では 2019 年 4 月から月 1 回，周産期リエゾンカンファレンスを開催しています．産科医師，精神科医師，産科病棟看護師，精神科外来看護師，精神保健福祉士，社会福祉士，ならびに地域の保健師が参加しています．カンファレンスでは当院に通院している，もしくは今後関わる可能性のある特定妊婦や褥婦の現状報告を行い，スタッフ間ならびに地域の保健師との状況共有，今後の治療方針や援助について検討をしています．このカンファレンスが始まって以降，産科と精神科の連携が深まり，以前よりも産科から相談を頂くケースが増えてきました．そのような背景もあり，2019 年 9 月 21 日の大学病院移転後より，外来の体制を再整備し，周産期メンタルヘルス関連の患者は全例，この分野を専門とする精神科医師（2020 年 10 月時点では 2 名）が担当する体制に移行しました．周産期に関連した精神的不調がある場合，精神科受診まで

JCOPY 498-16030

の間隔を空けることができない状況も多いため，できるだけ早めに診察できるよう努力しています．外来を立ち上げてからの1年間で，新患として52名の方が受診されました．外来立ち上げ当初は院内からの紹介のみでしたが，最近は地域の産科医院より，特定妊婦だけでなく，産後うつなど出産後に初めて精神不調を呈した母親やボンディング障害が疑われる母親の紹介も増えてきました．最近では，平均週に2名前後が新患患者として紹介されています．

　精神科外来では精神療法はもちろんのこと，院内薬剤師と連携を取りながら服薬調整や相談を行っております．また母親の幼少期の虐待経験がPTSDや産後うつ病，ボンディング障害に関連しているため，初回受診時には全例，「子ども時代の逆境的体験（Adverse Childhood Experiences）」に関する質問紙を用いて，過去のトラウマに関する情報収集をしています．最後に，当院には標榜診療科の一つとして児童精神科があります．児童精神科と連携を取りながら，妊娠，出産から子育てまで切れ目のない支援を提供できる体制を構築していくことが今後の課題です．

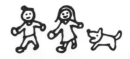

Q1 PTSD のスクリーニングはどうすればいいでしょうか？

A1 成人の PTSD 関連症状をスクリーニングする調査表として，改訂出来事インパクト尺度日本語版（Impact of Event Scale Revised: IES-R）があります．この質問表は専門知識がなくとも使用できるという利点があります．しかしながらこの質問表は，自然災害，犯罪，交通事故といった生死に関わる出来事に続いて起こる PTSD 症状を測定するための尺度であり，周産期に特異的なものではありません．海外では合併症をもつ新生児を出産した女性の心的外傷後ストレス症状を測定する尺度として Perinatal Posttraumatic Stress Disorder Questionnaire（PPQ）がありますが，現状，日本語に翻訳され汎用されている周産期 PTSD のスクリーニング質問表はありません．

Q2 PTSD の治療法はどのようなものがありますか？

A2 PTSD の認知行動療法の一つとして，PTSD 治療の専門家によって行われる持続エクスポージャー療法があります．トラウマ反応についての心理教育，呼吸法など自分を落ち着かせる手段を学習した後に，当事者が安心感をもてる空間で，トラウマとなった出来事に焦点をあてる作業を繰り返します．実生活の中で避けていたことに向き合う「現実エクスポージャー」と，実際に被ったトラウマ体験について話す「想像エクスポージャー」の曝露をうけます．回数を重ねるごとに安全を感じ，感情をコントロールできるようになります．

　他の心理療法として眼球運動による脱感作および再処理法（Eye Movement Desensitization and Reprocessing: EMDR）が

JCOPY 498-16030

あります．トラウマの原因になった過去の出来事をイメージしてもらい，その時，治療者の素早くリズミカルな指先の動きを目で追うことで左右に眼球を動かしてもらいます．眼球運動や他の両側性の刺激が大きな役割を果たし，脳が本来もっている情報処理のプロセスを活性化することで，トラウマを再処理することができます．これも研修を終えた専門家による治療となります．

　PTSDは精神療法が主となりますが，状況によっては薬物療法として，抗うつ薬（SSRI：選択的セロトニン再取り込み阻害薬）や抗不安薬が処方されることがあります．

周産期医療への医療ソーシャルワーカーとしての関わり

岩手医科大学附属病院医療福祉相談室　医療ソーシャルワーカー　**玉山 有香**

　精神疾患を有する妊婦は，家族関係が悪いことやストレスへの対処が苦手であること等の理由により，妊娠中のお腹を叩く，核心に触れると解離を起こしてしまうなど，育児に関する課題が複雑かつ重大なリスクを伴うことが多くあります．一方で，関わる支援者においても精神症状に左右された行動をいざ目のあたりにすると，どこまで深く関わってよいか，働きかけをする時期はいつが適切なのか等，悩んでしまうことがあります．

　母子保健の難しさは，母親の支援を考えることのみならず，それ以上に子どもの命を守ることが絶対条件であり，予測不能な事態をなくしていかなければならないことにあります．しかし，"子どもに万一のことがあってはならない"と支援者が密接に関わることが，本人にとってはプレッシャーとなることもあり，支援だけでなく育児そのものに対しても拒否的になるなど，一筋縄ではいかないケースもあります．支援者が妊婦のキャパシティを理解していくために，精神科医から精神症状やその疾患についての特性を解説していただくと，支援者は関わり方のヒントが得られ，本人や家族の包括的な理解につながることが多いと感じます．あらゆる想定の中で，支援者はそれぞれが置かれる立場に応じて必要な役割を認識し，支持的・指導的など関わり方を明確にすることが大切です．

　支援において保健・医療・福祉分野での連携が重要ですが，医療機関において連携の要となるのが医療ソーシャルワーカー（MSW）です．MSW は関係機関から得た情報を集約して医師に伝え，時には診察にも同席して，受診時の様子や医師の助言を共有しています．産後は向精神薬を再開する母親も多く，産後 1 〜3 カ月までの期間は特に精神科においても手厚い支援体制を構築しておくことが重要と感じます．精神科医を含む医療機関と地域の保健・福祉機関とで連携し，必要な支援をタイムリーに届けられることが理想的です．

JCOPY 498-16030

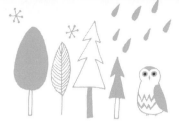

8 摂食障害

医療法人学而会木村病院・国際医療福祉大学精神科 **木村 大**

POINT 2015 年にフランス政府は，国内で働くファッションモデルの「痩せすぎ」を防止するために，ファッションモデルに医師が発行した健康証明書の提出を義務づけ，また実際の体型と異なる加工や画像編集を施した写真にはその旨を注記することを義務付ける条項に同意しています．この動きを日本のメディアは大きく取り上げましたが，欧米を中心に不健康なダイエットを助長するファッション業界の活動は，2006 年以降，すでに大きな問題として提起されていました．日本では 2019 年に日本摂食障害学会が痩せすぎモデル規制ワーキンググループを設置し，啓発活動を行っています．ファッション業界から影響を受けやすい若年者の過剰なダイエットは，摂食障害と関連することや周産期の身体面・心理面へ重篤な症状をもたらすことは容易に想像できます．ここでは，周産期における摂食障害について，摂食障害の概要から周産期の食行動異常の特徴を述べます．

摂食障害の概要

摂食障害では，食事を摂取する一連の行動に支障が生じる「食行動の異常」が中核症状として現れ，多くの摂食障害の患者で「体重をコントロールする行動」が顕著に現れます．つまり，摂食障害の病態は腹痛や嘔気などの身体的要因で食事量が低下することで形成されるのではなく，主に体重や体型への過剰なこだわりといった精神的要因が関係し，その結果持続的に摂食または摂食に関連した行動が障害されます．医療の現場では「摂食障害」と呼称されていますが，アメリカ精神医学会の発行する DSM-5 では「Feeding and Eating disorders（和訳: 食行動障害および摂食障害群）」と記述しており，単一の疾患ではなく複数の疾患に分類されます 表1．分類された疾患の行動異常は多様で，それぞれの生物学的病態背景が異なり，また治療方針・予後が異なります．

表1 食行動障害および摂食障害群におけるDSM-5での分類と疫学

1) AN，BN，BED の生涯有病率は 2001 年から 2003 年に行われた米国における世帯調査（Hudson JI, et al. Biol Psychiatry. 2007; 61: 348-58）
2) 摂食障害で治療を受けた 15 から 40 歳の成人患者を対象にした調査（Nakai Y, et al. Eur Eating disorders Rev. 2016; 24: 528-30）

	神経性やせ症（AN）	神経性過食症（BN）	過食性障害（BED）
生涯有病率 女/男（%）[1]	0.9/0.3	1.5/0.5	3.5/2.0
	回避・制限性食物摂取症（ARFID）[2]	異食症（Pica）	反芻症（Rumination Disorder）
その他	日本では摂食障害の 9.2%		

AN: Anorexia nervosa, BN: Bulimia nervosa, BED: Binge eating disorder,
ARFID: Avoidant/restrictive food intake disorder

神経性やせ症（AN）

　神経性やせ症（AN）の患者は，「明らかな低体重」，低栄養状態にもかかわらず，「太ることへの強い恐怖」と「ボディイメージの歪み」があるため，家族など周囲から心配され指摘されてもより一層痩せるための行動が続きます．痩せるための行動として，食事摂取を制限することの他に，「反復する不適切な代償行動」と呼ばれるくり返す過剰な運動，自己誘発嘔吐，下剤・利尿薬の不適切な使用があります．また精神疾患の中でも死亡率が高いことが報告されています．さらに 15 歳から 34 歳の女性における自殺率は一般人口の 18 倍であることが報告されています．

　患者は痩せていることを認識できず治療を望まないことから脱水や繰り返す嘔吐によって生じる低カリウム血症など電解質異常があっても学校の健診等で指摘されるまで医療機関につながらず，また痩せていることへの否認から精神科または心療内科ではなく一般内科に受診することは少なくありません．

　周囲から食事の話は幾度となく聞かされ，初診は家族に連れられ渋々来院していることが多く，食行動や低体重であることに直接関係する質問に終始すると治療の継続につながらないことがあります．適切な栄養摂取ができないことで生じる症状として「勉強に集中できなくなった」，「疲れやすくなった」などがあり，このような日常生活の

支障となっている情報を引き出し，その原因精査のため専門医療機関の受診を提案するといった手立てが安定した治療に有効かもしれません.

ANに対する治療は，身体管理，栄養管理，心理療法が中心となります.

身体管理を行う上で低体重，脱水などの全身症状だけでなく，徐脈，低血圧などの循環器系，無月経，骨粗鬆症，甲状腺機能低下などの内分泌系，逆流性食道炎，脂肪肝，上腸間膜動脈症候群などの消化器系，歯牙侵食，齲歯などの歯科領域などを評価します. 特に緊急性が高く，入院適応を考慮すべき身体所見として低血糖，低カリウムまたは低リン血症などの電解質異常，徐脈やQT延長などの不整脈，低血圧，低体温などの不安定な血行動態を示唆する所見，歩行障害や起立性めまいなどがあげられます. プライマリケアでの処置治療では，これらの合併症に留意し診療を行い，緊急性が高い身体合併症に対してはさまざまな診療科による専門的な介入が求められるため総合病院での治療が望ましいと考えます.

栄養管理の初期ではリフィーディング症候群に留意する必要があります. リフィーディング症候群は慢性的な低栄養状態でも生命を維持しようと適応した代謝系が急速な栄養摂取に対して機能障害を起こす再栄養（リフィーディング）に伴う合併症の総称です. 代謝異常により浮腫，不整脈や心不全，呼吸不全，意識障害など臨床症状はさまざまで死亡例が報告されています. そのため，電解質や心電図などで定期的なモニタリングを行いながら慎重な栄養摂取が必要となります. 外来では2～4週間で0.5 kgの体重増加を目標としますが，一定期間の体重の増加量を達成するためのエネルギー必要量は，個人の基礎代謝量や活動量（活動係数）によって異なり，当然食事の選択は個人の食事の嗜好が反映されるため栄養士との連携が必要となります.

ANに対する心理療法は治療の中核となります. 心理的介入は精神症状の改善だけでなく治療初期の身体管理，栄養管理を円滑に進めるための役割を持ち，再燃を防ぎ対人関係の安定した構築や社会活動の再開につなげます. 欧米のガイドラインでは小児・若年者では家族療法，成人では認知行動療法（CBT: cognitive-behavioral therapy）が

主に推奨されています.

　薬物療法は，抗精神病薬であるオランザピンは複数のランダム化比較試験で体重増加への効果が報告されていますが，AN の中核精神症状である体型，体重への過剰なこだわりに対する改善効果は現在のところどの薬剤でも明らかとされていません.

　食べること，低体重からの回復に伴う不安や不眠の改善に対して少量のオランザピンで効果が期待できるとの報告があります.

神経性過食症（BN）

　神経性過食症（BN）は AN と異なり低体重は伴いません. BN の患者は，一定期間内に複数回でかつ一定時間内に食事を過量に摂取する「反復する過食エピソード」と，過食で体重が増加することに対する「反復する不適切な代償行動」（くり返す過剰な運動，自己誘発嘔吐，下剤・利尿薬の不適切な使用など）があり，その行動の背景には精神的要因があります. 精神的要因は AN に類似します. ダイエットが過食の発症に先行することが多く，そのため BN 発症前に AN に罹患していることがあります. つまり，AN は過剰なダイエットなどで低体重を伴いますが，AN 発症後に体重が戻るなどで AN の診断基準を満たさなくなった場合でも自己評価が体型，体重の影響を過度に受けているなどの症状が残存し，過食嘔吐が持続していれば BN と診断されます. 低体重を認めない BN でも代償行動によって，電解質異常が認められ AN と同様に身体管理が必要となることがあります.

　BN の治療では主に心理療法，薬物療法を行います.

　BN でも CBT が多くのガイドラインで推奨されています. また「セルフヘルプ援助（guided self-help）」が推奨されています. セルフヘルプ援助の方法はさまざまですが，摂食障害のワークブックなどのツールを治療で使う際に本人が治療を主体的に進めるために治療の動機づけや食事の状況や感情のモニタリング記録を定期的に本人と共有し治療継続につなげる手法です. 過食嘔吐の頻度の減少と生活リズムに改善効果が期待できます.

　BN の治療において抗うつ薬の中でも選択的セロトニン再取り込み薬（SSRI: selective serotonin reuptake inhibitors）が過食回数の軽減

JCOPY 498-16030

があることに十分なエビデンスが確立されていますが，最も報告されている SSRI は本邦で未承認のフルオキセチンであり，他の抗うつ薬でもさらなる研究でのエビデンスの確立が求められています*．なお，抗うつ薬の過食行動に対する効果機序は抑うつ効果の改善とは異なる機序で作用していることが指摘されています．米国では過食エピソードと過食性障害に対して抗てんかん薬の一つであるトピラマートと日本で承認されていないフェンテルミンとの併用治療が承認されています．

過食性障害（BED）

　過食性障害（BED）は，BN 同様に低体重はなく「反復性の過食エピソード」がありますが，BN と異なり反復する不適切な代償行動はみられません．また AN や BN と異なり反復性の過食エピソード間に持続的な食事制限を行うことはありませんので肥満を引き起こします．過食では食べることを抑制できない感覚を認めます．

　治療は BN と同様に CBT，セルフヘルプ援助が推奨されています．

　薬物療法は，本邦で BED に対して承認されている薬剤はありませんが，海外では小児の注意欠陥性 / 多動性障害（ADHD）に適応があるリスデキサンフェタミンなどが導入されています．抗うつ薬である SSRI，特にセルトラリンは過食衝動の制御や並存する抑うつ症状，不安を軽減する目的で使用されることがあります．

回避・制限性食物摂取症

　回避・制限性食物摂取症（ARFID）は，2013 年 DSM- IV TR の「幼児期または小児期早期の哺育障害」の診断基準が DSM-5 への改訂で拡大され新たな診断基準が設けられ分類された疾患です．成人期まで症状が持続することがあります．疾患の特徴は「食べることへの興味関心の欠如」，「食事に対して特定の感覚を有することが原因で摂

---

* 抗うつ薬は，不安焦燥の増悪や希死念慮を誘発することがあるため，特に 30 歳以下で抑うつ症状や自殺企図の可能性が高い患者に対しては慎重投与が求められます．そのため抗うつ薬導入の検討は専門医療機関で行われることを推奨します．

食を回避する行動」と「食事を摂ることで良くない結果が生じることへの懸念」であり，AN や BN のような体重や体型への過剰なこだわりはありません．併存症として ADHD や自閉症スペクトラム障害，ゲーム依存症が報告されていますが，他の摂食障害と異なる特徴として気分障害の並存が少ないことが報告されています．

薬物療法では，本邦で承認されている薬剤ではオランザピンや抗うつ薬のミルタザピンで食欲増加や不安の軽減の報告がありますが，実臨床で推奨できるだけの十分なエビデンスが蓄積されていません．

心理療法では食べることへの不安や恐怖に対する CBT の効果が報告されていますが，実臨床で推奨できるだけ十分なエビデンスが蓄積されていません．

治療法が確立されていない疾患ではありますが，栄養障害から生じる身体症状の程度は AN に匹敵することが知られており慎重な身体管理が必要となります．

精神的要因があるため食事を健康的に摂ることができない状態である摂食障害は，上記のように分類され治療方針が異なります．また若年女性での発症が多い摂食障害は，周産期に併存していても食事を周囲から指摘されたくない心理や悪阻などから妊娠中に行われるスクリーニングでも把握できないことがあります．

JCOPY 498-16030

周産期の摂食障害

産後うつ病はメディアを通して紹介されたことで，世間に広く認識されるようになりました．一方で，摂食障害は稀な周産期の精神疾患ではありませんが，まだ十分に認識されていないようです．その要因として周産期の自然の経過における身体的・心理的変化が，摂食障害の症状を把握することを難しくすることが考えられ，そのため妊産婦健康診査でも専門医療につながらないことは少なくありません．

摂食障害の周産期における疫学

大規模疫学調査では妊婦の摂食障害の有病率は5〜8%でした．ANは40%が15歳から19歳で発症し，平均罹病期間は5年を超えることから妊娠可能年齢で治療が必要となる疾患であることがわかります．

1980年以前の疫学調査の報告により摂食障害を有する女性は低栄養や内分泌機能障害の結果，妊娠率が低くなると考えられていました．BMIが18以下のANでは無月経が70%から90%，BNでは低体重はありませんが7〜40%で無月経が認められるといった女性ホルモンへの作用もその考えに影響したかもしれません．しかし，疫学調査から健常女性と妊娠可能性は大きく変わらないことがわかっていますが，ノルウェーで行われたAN患者を対象にした前向きコホート研究では予期せぬ妊娠を経験する割合が50%とANを有していない女性と比較し有意に多いことが報告されており，イギリスで行われた妊娠したBN患者を対象とした調査では，予期せぬ妊娠となった妊産婦の75%が「月経不順のため妊娠することがない」と認識していたことが報告されています．

周産期の摂食障害に対して治療を導入する必要性

摂食障害を有する患者が妊娠した場合，BNやBED患者の約35〜40%で寛解したとの報告がありますが，妊娠を契機に，摂食障害の精神的要因への気づきや，回復への動機づけが高まることがあります．一方で絶食や過剰運動の頻度は少なくなるが，自己誘発嘔吐や下剤の

乱用の頻度が多くなるといった報告があります．さらに過食症状が増悪することが報告されており，過食症状はアプガースコアの低値や産後うつ病との関連が指摘されています．妊娠中の体重増加が乏しいと，早産，胎児発育不全や，低出生体重などのリスクが高いことが知られていますが，実際に AN 患者は帝王切開や流産が多いことが報告されています．摂食障害が未治療の場合，母親と胎児の双方に深刻な影響を与えるため，食行動と食行動に与える心理的変化を把握し早期に専門医療機関に橋渡しをすることが必要になります．

周産期における摂食障害に対する支援

　妊娠中の母体は身体面で大きな負荷を受け，さらに心理面やそれに影響を受ける感情面で変化が大きい時期ですが，摂食障害の併存は身体面・心理面の負荷をさらに重くします．そのため予防として，妊娠前に学校や地域の社会資源を通して摂食障害に関する知識を学べる場が必要です．

　妊娠中の摂食障害患者に対する治療において，ガイドラインなどの標準化された治療法を確立するための十分なエビデンスは蓄積されていません．しかし，前記：摂食障害の概要（P.99）で述べた職種間の連携より多くの職種の関わりが必要となります．具体的には，摂食障害に対する治療は精神科，心療内科と内科，栄養士，家族や地域の支援者と共に本人への支援が行われますが，周産期ではさらに産婦人科，小児科医や保健師などの地域の支援者との連携が必要となります．このような多職種での連携をもとに治療・支援計画が作成され，食行動の変化・異常を検出し多面的な評価を行うために妊娠中から出産後まで定期的にケアミーティングを行うことが必要だと考えます．

　支援者は「体重の増加は，胎児の健康な成長である」と本人が捉えられるように助言します．また AN，BN 患者ではカフェイン摂取が多く，BN，BED 患者では人工甘味料の摂取が多いことが報告されており，食事に関する助言が必要となります．

　医療機関では電解質異常の他，摂食障害患者やその既往があると鉄欠乏性貧血を有することが多いため定期的な血液検査が必要となります．

JCOPY 498-16030

摂食障害の産後の母親は，摂食障害の重症度に比例して児に対する感受性が低くなり，児の行動をコントロールする傾向が高くなるとの報告があります．さらにうつ病の既往がある摂食障害の妊婦では，産後8カ月でうつ病，不安障害のリスクが高くなるとの報告があり，この時期の母の精神症状の悪化は母子関係への影響が考えられます．よって産後の母子関係への影響に配慮した支援が必要となり，医療機関だけでなく，地域の精神保健，母子保健との連携が重要となります．

▽ **参照文献**

・日本医療研究開発機構（AMED）障害者対策総合研究事業　精神障害分野.「摂食障害の治療支援ネットワークの指針と簡易治療プログラムの開発」神経性やせ症の簡易治療プログラム作成ワーキンググループ: 神経性やせ症（AN）の初期診療の手引き. 2019.

・鈴木利人, 渡邉央美, 他. 妊婦の精神疾患と向精神薬. 東京: 南山堂. 2018; P.158-68.

・渡邉博幸. 地域における妊産婦メンタル支援の取り組み. 臨床精神医学. 2020; 49: 851-9.

学而会木村病院

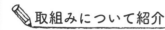

住所 千葉県千葉市中央区東本町 6-19
website https://gakujikai.jp/kimura/
病床数 130 床

✎ 取組みについて紹介

　　学而会木村病院（当院）は千葉市内にある単科の精神科病院です.

　　前述したように周産期における摂食障害の罹患は産後の母子関係に影響するため，必要な助言や保健指導を行う保健行政が妊娠期，産褥期，育児期に連続性を持って関わり，必要に応じて精神医療につなげることが求められます. しかし，乳児家庭全戸訪問や産婦健康診査事業でのスクリーニングで精神科専門診療が望ましいと判定されても普段の活動の領域が異なる母子保健行政や産科医療機関から対応できる精神科医療機関に速やかにつなげることができないことがあります. そのため当院では，千葉市の助産師会との連携や当院の医師が精神保健相談医として千葉市内の複数の保健センターで相談業務を担い，事例検討会を開催することによって精神医療へつなげやすい連携ルートを構築しています. また母子保健行政や産科医療機関と円滑に連携するために千葉県内で運用されている産後メンタル不調女性の受療に取り組む精神科医療機関で構築されたネットワーク「ママのメンタルケアネットワークちば」に当院は参加しています. このようなルートで紹介された軽症例には当院の女性専門外来につなげます. 女性専門外来では周産期メンタルヘルスケアの専任の医師，公認心理師，精神保健福祉士が主に担当します. 重度であれば，入院治療を提供します. 外来治

JCOPY 498-16030

療，入院治療において専門領域を越えた院内外多職種での連携が必要となるため，ケアミーティングの場として院内に多くの会議室を用意しています．また，病状や療養環境に応じて2017年から当院で運用されている遠隔診療を訪問看護や遠隔服薬指導と併用し行うことができます．

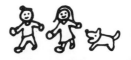

Q 1 体重減少が，妊娠悪阻，自己誘発嘔吐どちらによるものか判断が難しい場合，精神科へのコンサルテーションのタイミングは？

A 1 摂食障害を有する妊婦は妊娠悪阻を発症する可能性が高くなることが報告されています．また，妊婦自身が，嘔吐が妊娠悪阻によるものか，摂食障害の心理面によるものか判断ができなくなることがあるように両者が混在していることがあります．

過去の摂食障害の有病歴や治療歴を本人または家族から聴取し，有病歴や治療歴がある場合で健康的な体重増加の推移から外れる場合，精神科や心療内科へのコンサルテーションを提案します．

Q 2 周産期に，産科の他に，精神科や心療内科を併診することに対して時間や移動中の身体面への負担から消極的となった時の提案は？

A 2 摂食障害に関わらず周産期の精神医療においては，治療導入初期段階で患者に受け入れやすく（治療への高い受容性），治療を継続して受けることができる負担の少ない（低強度）治療が求められています．

現在（2020年12月時点）本邦では，摂食障害に特化したCBTとしてCBT-Eが神経性過食症に対して保険収載されています．NICE（英国国立医療技術評価機構，National Institute for Health and clinical Excellence）のガイドラインではCBT-Eは神経性やせ症と神経性過食症に対して第1または第2選択に位置付けられています．しかし，CBT-Eは週1から2回の診療で行われるため，通院における時間的・身体的負担を考慮して妊娠中

JCOPY 498-16030

の受診回数を極力減らしたい場合は導入できないかもしれません．

海外では，摂食障害に対するインターネットを用いた CBT（iCBT）が検証されており複数のランダム化比較試験で対面でのCBT と同等の結果が報告されています．しかし，現在本邦では保険適用外とされています．

　診察室での対面での診療だけでなく，精神科訪問看護や通常のオンライン診療の組み合わせが，妊婦の時間的，身体的負担を軽減させるかもしれません．

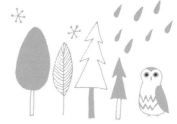

9 てんかん

国家公務員共済組合連合会立川病院精神神経科 **須田哲史**

POINT てんかんは，繰り返すてんかん発作を特徴とする慢性の神経疾患で，精神科以外にも，小児科・脳神経内科・脳神経外科などで治療を受けている方が数多くいます．しかし，てんかん患者さんは特有の精神症状を呈したり，精神疾患を併発しやすかったりすることが知られており，いつでも発作を起こす可能性があるという恐怖や周囲の偏見，運転免許など実生活に関連した心理社会的な問題もあるため，メンタルヘルスケアは重要な課題の1つです．

さらにてんかんをもつ女性の妊娠・出産では，遺伝や薬の影響に対する不安も生じます．ほとんどのケースではリスクを正しく伝え，必要なサポートを講じていくことで比較的安全に出産できることがわかっていますが，十分な情報が提供されていないことも少なくありません．

本章では，妊娠前から出産後までの包括的なメンタルヘルスケアに焦点を当て，安心して出産に臨めるようにするためのサポートについて論じます．

てんかんの病態と治療

てんかんは，脳神経細胞の過剰な興奮により起きる発作（てんかん発作）を繰り返す慢性疾患です．それぞれの患者さんについて，発作を起こす機序は脳神経の異常活動という点で共通していますが，その原因や興奮する部位によって発作症状や予後は異なります．発作の誘因も，睡眠不足や飲酒といった比較的一般的なものから，光の点滅や読書など特定の刺激によるものなど個別性の高いものまでさまざまです．発作症状は全身性のけいれん（ひきつけ）がよく知られていますが，これは発作型の1つでありすべてのてんかん患者さんに認められるものではありません．短時間ぼーっとしているように見える発作（欠神発作，焦点意識減損発作）や，手足のぴくつきを特徴とする発作（ミオクロニー発作）などもあります．ただ患者さん個々で見ると

発作の起きる状況は似かよっていることが多く，発作症状やその進展するパターンも原則として毎回同様です．

　治療は，発作を抑える抗てんかん薬の服用，発作のリスクを下げるための生活指導が中心になります．精神症状を伴うような例では向精神薬の処方がされることもあります．他にも外科治療や，小児てんかんの一部で行われる栄養療法・ホルモン療法，電気刺激による治療法などがありますが，ここでは割愛します．

てんかんと精神症状

　てんかんの患者さんは，うつ病や統合失調症を併発するリスクが高く，自殺リスクも高いことが知られています．また，てんかんの発作症状としての精神症状や，発作に関連して出現する精神症状もあります．代表的なものに，側頭葉てんかんの方でよく見られる発作時恐怖（急に怖くなったり，不安になったり，泣き出してしまったりする）や，発作後しばらくして幻覚や妄想が出現する発作後精神病などがあります．他にも，てんかんの患者さんは，発作とは無関係にしばしば不安やイライラなどの不快な気分を経験することがあり，これらはてんかんに特異的な病態と考えられています．一部の抗てんかん薬の副作用として，精神症状が出現することもあります．

　さらに，てんかんの患者さんが何らかの心理的なストレスを受けたことを契機に心因性非てんかん性発作を合併することもあり，その鑑別や治療に難渋することも少なくありません．

周産期におけるてんかん

てんかん患者さんが妊娠するということ

　結論からいえば，てんかんがあるからといって妊娠を控えたり，妊娠について過剰に心配したりする必要はありません．一般人口の全妊娠を対象とした追跡研究の結果では，てんかんをもつ妊婦さんのうち90％以上の妊娠では合併症なく出産に至ることが明らかになっており，てんかんをもっていても比較的安全に出産し，子育てができることがわかってきています．

しかし，てんかん発作そのものや服薬はもちろん，てんかんに対する不十分な情報や偏見（スティグマ）が妊娠を考える上でしばしば障害になっています．実際，てんかんをもつ出産可能年齢の女性のうち1/3がてんかんのため妊娠・出産を希望しないと回答したという研究もあります．出産を控える理由としては，育児能力やてんかんの遺伝（Q&A 参照）に対する不安，リスクを負った上での妊娠が道徳的に許されないのではといった葛藤，また医療従事者などの「専門家」からの不適切な助言により躊躇してしまうことが珍しくないことが指摘されています．

ここで強調しておきたいことは，偏見は必ずしも家族や職場だけにあるわけではなく，本来不安を解消するべき医療従事者や，患者さん本人の中にもあるということです．また予測されない妊娠は母子の予後の上でも，社会的サポートを含むケアの上でもリスクとなります．一部の抗てんかん薬は経口避妊薬の効果を減弱させるため，この点にも注意が必要です．

したがって周産期に情報提供を行うのはもちろん重要ですが，可能であれば妊娠可能年齢のてんかんをもつ女性すべてに対し，妊娠や結婚を考える前からリスクについて正しく伝えることが家庭を持つ上での安心につながるでしょう．

てんかん合併妊娠におけるリスク

前述のように，てんかんをもつ女性が妊娠した場合の産科合併症のリスクは，あったとしてもわずかとされています．ただ喫煙した場合の早産リスクは，てんかんのない女性が喫煙した場合と比べても高いとの指摘があり，禁煙することが勧められます．

抗てんかん薬の赤ちゃんへの影響については，飲んでいる薬の種類や量によってリスクの度合いは異なりますが，全体では一般人口と比べて先天異常の発生率が2～3倍上がるとされています．さらにいくつかの薬で，認知機能の発達に対する影響を及ぼす可能性が指摘されています．内服のリスクを最小化するためには，妊娠前からの薬剤選択や，できるだけ単剤で少量とするといった処方の工夫が望まれます．

JCOPY 498-16030

　また別途 Q&A に示すように，発作そのものが胎児に与える影響もリスクとなります．

　しかし，てんかんをもつ女性がリスクを過剰にとらえて妊娠を断念したり，服薬を中断して発作コントロールが悪化したりしないよう，リスクの説明には注意が必要です．

妊娠中の管理

　妊娠中は，発作症状や精神症状による影響ができるだけ少なくなるよう，非妊娠時と同様に薬物療法や生活指導を行っていくことが重要です．しかしそれに加えて前述のように，てんかんをもっていることや薬を飲むことが妊娠・出産にどのように影響するか，どのように対処すればよいのか，そのような不安を積極的に取り上げ共有し，可能な範囲で解消できるよう努めていくことが望まれます．

　てんかん発作の頻度は，54〜80％の方では妊娠前と変わりませんが，15〜32％の女性で悪化するとされています．この理由として，内服の減量・中止や女性ホルモンの影響などが考えられています．ただ妊娠前 9 カ月間に発作がなければ，約 9 割で妊娠中は発作なく経過します．

　妊娠を契機に抗てんかん薬の減量や他剤への変更を希望されることもあるでしょう．しかし変薬による発作コントロールの悪化そのものが母子にとって大きなリスクになりますので，一般的には主剤の種類は変更せず必要最低限な用量を継続した上で，その場合どのようなリスクがあるのか，そしてどのようにリスクを軽減し対処していくかを話し合っていきます．一部の抗てんかん薬（ラモトリギン，レベチラセタム）では妊娠中に血中濃度が低下することがわかっており，良好な発作コントロールのためには，むしろ妊娠中に薬を増量して，出産後に減量する，といったことが必要なケースもあります．

　抗てんかん薬内服中の妊婦さんでは，葉酸を摂ることが勧められています（Q&A: P.121 参照）．葉酸欠乏の影響は特に妊娠初期で大きいため，可能であれば妊娠を考えている段階，あるいは妊娠可能年齢となった時点で摂取してもらうことが望ましいでしょう．

　またてんかんをもつ妊婦さんは周産期のうつや不安が高率にみられ

るため，通常行われるスクリーニングやメンタルヘルスケアをしっかり行っていくことも重要です．

産後に注意すること

　産後3日間は発作が特に起きやすいことが知られています．通常その期間は入院していることが多いと思いますので，発作時の対応や観察・見守りのポイントについて事前に確認しておきましょう．入院中母子同室を進める場合でも，夜間は児を病棟預かりとしたり，個室であればパートナーにも泊まってもらったりすることなども考えられます．

　てんかんは，睡眠不足により悪化しやすい病気です．抗てんかん薬を内服している場合でも多くのケースで授乳は問題ありませんが，夜間の頻回な授乳が発作を誘発してしまうこともあります．したがって睡眠不足にならないよう，母乳だけでなくミルクを併用して，夜間は家族に授乳してもらうことも1つの方法です．この方法は，育児に行き詰まりを感じてしまって息抜きが必要な時や受診などのために，少し家を離れる際にも応用できます．

　また，ベビーベッドの柵が下りている時，沐浴させている時に意識を失う発作があると事故につながってしまう可能性があります．発作の誘因や起きやすいパターンは人によって異なりますので，主治医の先生からよく説明してもらい，普段から家族や地域の保健師さんと対応を話し合っておきましょう．

社会的なサポートの工夫

　これまで述べてきたように，てんかんの患者さんはたとえ精神症状が目立たなかったとしてもさまざまな不安を抱えることが予想されるため，社会的サポートの果たす役割は大きいです．

　発作のコントロールが難しかったり，家族のサポートが少なかったりすることで，日中の育児に不安や困難を感じる場合は，早期の保育園の利用や訪問看護の導入なども考えられます．並行して精神障害者保健福祉手帳の取得も選択肢の1つに入ってくるでしょう．

　育児の上では，自動車運転の必要性が高まることも考えられます．

 JCOPY 498-16030

てんかんを持つ方でも一定の条件を満たせば診断書発行の上，免許を取得し自動車を運転することができます．

　また新規抗てんかん薬は古典的な薬と比べて重大な副作用が少ない傾向がありますが，薬価も高いため生活上の負担となり，場合によっては怠薬の原因となってしまうことがあります．てんかんは自立支援医療の対象であり，申請により薬代も含めた医療費負担をおよそ 1/3 にすることができます．特に精神科以外で治療を受けてきた方は制度について知らされていないケースも少なくなく，治療の負担を軽減することが期待できます．

　サービスの導入は，利用そのもので受けられる利益だけでなく，サービス提供者を多職種連携の輪に組み込むことでそれぞれがより利用者を理解することにつながり，全体的なケアの質を高めると考えられます．

▽ 参考文献

・Crawford P, Hudson S. Understanding the information needs of women with epilepsy at different lifestages: results of the 'Ideal World' survey. Seizure. 2003; 12: 502-7.
・Harden CL, Hopp J, Ting TY, et al. Management issues for women with epilepsy-Focus on pregnancy (an evidence-based review): I. Obstetrical complications and change in seizure frequency: Report of the Quality Standards Subcommittee and Therapeutics and Technology Assessment Subcommittee of the American Academy of Neurology and the American Epilepsy Society. Epilepsia. 2009; 50: 1229-36.
・Borgelt LM, Hart FM, Bainbridge JL. Epilepsy during pregnancy: focus on management strategies. Int J Womens Health. 2016; 8: 505-17.

国家公務員共済組合連合会 立川病院

住所 東京都立川市錦町 4-2-22

website https://www.tachikawa-hosp.gr.jp/

病床数 450 床（内，精神科病床 38 床）

　立川病院は，東京都立川市にある総合病院です．東京都の地域医療支援病院・災害拠点病院であり，主に東京都多摩地区において各医療機関と連携体制を構築しています．NICU を有する地域周産期母子医療センター，地域拠点型認知症疾患医療センターでもあり，幅広い年齢層や病態に対応しています．精神科病床は身体合併症治療に特化しており，精神疾患のため入院が必要な方のうち，手術が必要であったり妊娠中であったりするなど他科の管理が必要な方への入院治療を行っています．

周産期メンタルヘルスの取組み

　当院で出産を予定し精神科治療中の方については，合併症のための入院中や出産前後の気持ちの変化に対応するため，原則として一度は専門外来を受診して頂いています．その上で多職種による定期的なカンファレンスを行い，安心して出産・育児に臨めるように情報を共有しケアの工夫について話し合っています．普段から風通しを良くすることで，既往がないものの助産師などにより不安が聴取されるようなケースも，気軽に相談し早期に介入ができるようにしています．

　里帰り出産など他院で出産を予定している方，出産された方についても希望があればフォローし，同意のもと出産予定の医療機関や行政への情報共有を行っています．

　また，当院の特徴としては前述のように合併症に特化した精神科病棟を有していることがあり，精神科入院が必要でも妊娠中のため他院で対応できない方や，妊娠合併症などで産科の治

JCOPY 498-16030

療が必要な状態にも関わらず精神状態が不安定な方にも対応が可能です.

　現在，多摩地域の自治体や精神科・産婦人科クリニックと連携体制を構築するべく勉強会や情報交換を少しずつ広げて行っています. 将来的には，妊娠前→周産期→産後と地域医療とのシームレスな移行を行うことで，地域のどこで治療を受けても同質のサービスが受けられるようにすることを目指しています.

✎ 周産期メンタルヘルス専門外来

　2021 年 11 月現在，当院では週 1 回の専門初診外来を開設しているほか，妊娠中の方，あるいは産後の不調を感じている方についてはその旨申し出て頂ければ専門外来の受診を案内しています.

　専門外来で特に重点を置いているものとして，実生活での困難や不安があります. 精神科的診断は治療の方向性を示すためにも非常に重要で治療者側としては常に意識しなければならないものではありますが，周産期の生活では精神症状としてのうつや不安だけではなく人間関係や生活環境など，薬物療法では解決できない現実的な問題が障害になっていることが少なくありません. 受診することで「病名がつけられてしまうのではないか」「薬を出されるのではないか」と考えて受診や相談を躊躇されてしまう方にも，安心して相談してもらえるよう配慮した診療を心がけています. 治療を行う際も，わかる範囲でのエビデンスおよび勧められる治療法について提示した上で服薬の不安などにも可能な限り寄り添い，必要であれば第 2，第 3 の治療選択肢についても検討していきます.

　精神科単独では対応が難しい場合でも，産科やソーシャルワーカー，地域行政と連携することで解決できることもあり，

専門外来を通じて提案をすることが可能です．ですので，精神科の治療自体は信頼しているかかりつけの先生のところで継続しながら，妊娠出産に伴う心配や悩みについてのみ相談していただくこともできます．

　また，これまで精神科に受診したことがない，あるいは特に精神症状を自覚したことがないてんかんの妊婦さんについても対応しています．本章で述べてきたように，今までてんかんの精神症状に気づかれていなかったり，妊娠出産に伴う不安について主治医の先生に相談できていなかったりするケースなどでは特にお役に立てることがあるかもしれません．

　受診には原則紹介状が必要ですが，かかりつけの精神科がない場合でも産科や内科など精神科以外からの紹介状をお持ち頂ければ対応可能です．その他個々の事情にも可能な限り対応しますので，まずは気軽にお電話ください．

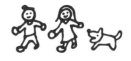

JCOPY 498-16030

Q&A

 Q1 意識をなくして救急車で運ばれました．これって，てんかんですか？

 A1 妊娠中は血液が腹部に集中し相対的に頭部へ向かう血流量が減少するため，立ちくらみなどいわゆる「脳貧血」による失神が起きやすい時期です．意外にあまり知られていないことですが，失神にけいれんを伴うことは珍しくなく，てんかんと誤診されてしまうこともあります．他にも妊娠中の意識消失の原因としては，子癇発作や妊娠糖尿病の治療に伴う低血糖発作なども考えられます．いずれにせよ，妊娠中に意識を失って倒れることは大きな事故につながる可能性もあるため，できるだけ早期の受診をおすすめします．

 Q2 てんかんは遺伝するのでしょうか？

 A2 てんかんをもつ親から生まれた子どもがてんかんを罹患するリスクは一般人口の3倍程度ですが，てんかんのタイプによっても異なります．焦点てんかんで約2倍，全般てんかんで約5倍と言われています[1]．また外傷など後天的な要因が明らかになっている場合では，ほとんどないと言ってよいと考えます．

　したがって幾分かの「なりやすさ」が遺伝することは否定できませんが，遺伝子の関与はほとんどのケースではさほど大きくないと考えられています．この理由として，いわゆる「遺伝性てんかん」とされるてんかんであっても，ほとんどが多因子遺伝の形をとることがあげられます．ただ一部の小児てんかんでは関連遺伝子および遺伝性が明らかなものもあり，そういった例では遺伝カウンセリングを紹介してもらうことも考えられます[2]．

　まずは主治医の先生に対象となり得るかどうか相談してみましょう．

Q3 抗てんかん薬がリスクとなるなら，服薬を中止することはできませんか？

A3 抗てんかん薬の内服自体がリスクとなり得ることは事実ですが，一般的には妊娠中の発作コントロール悪化によるリスクがそれを上回ると考えられています．

てんかん発作が胎児に与える影響については，次のようにまとめられています[3]．焦点発作についてはほとんど影響がないとされていますが，焦点意識減損発作中の胎児心拍減少が複数例報告されています．また強直間代発作は，外傷，続発する電解質異常，血圧上昇，低酸素血症を引き起こすことで胎児に有害な影響を与える可能性が指摘されています．強直間代発作後に胎児の頭蓋内出血が出現し胎児死亡に至った例も報告されています．加えて妊娠中の強直間代発作があると早産や低体重のリスクが上昇し，5回以上の発作は児の低 IQ に関連している可能性も指摘されています．

したがって，一部の軽症例で服薬を中止することを検討できる可能性はありますが，ほとんどのケースでは何らかの形で服薬を継続することが望ましいでしょう．

Q4 妊娠中にバルプロ酸は飲まないほうがよいといわれたのですが……

A4 確かにバルプロ酸については，催奇形性の問題や子どもの知的能力への影響が指摘されており，妊娠中は避けるべき薬とされています．実際に周産期メンタルヘルス学会発行のコンセンサスガイドにおいても双極性障害での投与は行わないことを推奨しています[4]．

一方で一部のてんかん患者さんでは，バルプロ酸以外の薬でのコ

JCOPY 498-16030

ントロールが難しいことがあります．そのようなケースでは中断し
てしまうことで発作が悪化し，かえって母子の健康に悪影響を及ぼ
す可能性があります．実際に，妊娠中のバルプロ酸の中止や変薬は
全身性けいれんの頻度を増加させるというデータが示されていま
す[5]．バルプロ酸を内服中であっても，減量や単剤化（単剤で多量
になるのであれば，むしろ減量し多剤化したほうがよいというデー
タもあります），妊娠初期からの葉酸の併用などによりリスクが軽
減することがわかっていますので，しっかりと説明を行い話し合っ
た上での妊娠出産は可能です．まずは主治医の先生に相談し，必要
であれば専門外来でのセカンドオピニオンも検討しましょう．

葉酸を内服するメリットは？どのくらい摂ればよいの
ですか？

葉酸はビタミンB群の一種でタンパク質の合成などに関わってお
り，妊娠中の葉酸不足が二分脊椎をはじめとする神経管閉鎖障害の
原因の１つであること，妊娠中の葉酸摂取により神経管閉鎖障害
のリスクが低減できることが指摘されています．抗てんかん薬との
関連では，バルプロ酸やカルバマゼピンの内服も神経管閉鎖障害の
リスクとなり，フェニトインやフェノバルビタールなどは葉酸濃度
を低下させることから，ガイドラインではすべての抗てんかん薬内
服中の妊婦さんについて葉酸摂取を推奨しています[6]．

　てんかんの有無に関係なくすべての妊婦さんについて，妊娠中は
480μg/日，授乳中は340μg/日の葉酸を摂取することが推奨さ
れていますが，この量を食事のみで摂取することは困難と言われて
います[7]．ハイリスクな例では葉酸製剤の処方が行われますが，こ
れは5000μgと一般的な必要量よりも多いため，それ以外の方
にはサプリメントでの摂取が勧められます．市販されている葉酸サ
プリメントの多くが400〜500μg/日となっていますが，マルチ

ビタミンサプリメントの一部などでは 400 μg/日に満たないもの
もあり，また妊娠中のビタミン A の過剰摂取が健康被害をもたら
す可能性も指摘されているため注意が必要です．心配な場合はサプ
リメントのパッケージごと外来に持参し，主治医の先生と相談する
とよいでしょう．

1) Helbig I, Heinzen EL, Mefford HC. Primer Part 1-The building blocks of
   epilepsy genetics. Epilepsia, 2016; 57: 861-8.
2) 国際抗てんかん連盟遺伝委員会．てんかんと遺伝学：あなたが知りたいこと．
   2013.
   〈https://www.ilae.org/files/dmfile/GeneticsPamphlet-2013-Japanese.
   pdf〉
3) Sveberg L, Svalheim S, Taubøll E. The impact of seizures on pregnancy
   and delivery. Seizure. 2015; 28: 35-8.
4) 日本周産期メンタルヘルス学会．周産期メンタルヘルスコンセンサスガイド．
   2017.
   〈http://pmhguideline.com/〉
5) Tomson T, Battino D, Bonizzoni E, et al. Withdrawal of valproic acid
   treatment during pregnancy and seizure outcome: Observations from
   EURAP. Epilepsia. 2016; 57: e173-e7.
6) 日本神経学会．てんかん診療ガイドライン 2018．東京：医学書院；2018.
7) 中島 研，八鍬菜穂．妊娠期における葉酸投与の意義と使い方．精神科治療
   学．2018; 33: 837-44.

JCOPY 498-16030

Column

当院における周産期・子育て支援ネットワーク

国家公務員共済組合連合会立川病院 医療ソーシャルワーカー **奈良圭子**
国家公務員共済組合連合会立川病院 公認心理師 **中野 彩**

　安全で健やかな出産・育児を行うためには，母親の身体的健康とメンタルヘルスは欠かせませんが，その母親を取り巻く人々の健康やメンタルヘルス，適切な生活環境，地域のサポート資源も重要といえます．当院は地域周産期医療センターとして周産期の妊婦と児の心身の健康をサポートしています．加えて，出産後に支援が途切れて子育てが孤立してしまうことのないよう，地域の基幹病院として市役所や子ども家庭支援センター，児童相談所，保育所等とも適宜連携をとり合いながら子育て支援を行うネットワークを構築しています．

　院内では産科，小児科，精神科を主軸として，医師，助産師，看護師，薬剤師，医療ソーシャルワーカー，公認心理師など多職種が一堂に会してハイリスク妊婦を共有する場を設け，協働して周産期・子育て支援を行っています．精神疾患や精神科既往のある妊婦，出産・育児の不安が強い妊婦に対しては，本人の同意を経て精神神経科を受診していただき，服薬調整，カウンセリング，環境調整等により，産前産後のメンタルヘルスをサポートします．一方で関わりが難しいのは，医療者からは精神面や生活面での不調が懸念されても，本人が精神科受診や地域のサポートを拒んでいるケースです．無理強いをして逆に支援が途切れて育児が孤立する結果になってもいけないですが，安心・安全な出産と育児には医療や地域のサポートは必要に思える，でもそれは医療者側の不安からくる懸念なだけかもしれない，でも……と，葛藤を抱くケースも少なくありません．そのようなケースに対しては，個別に精神科医の意見をあおぎ，精神疾患がひそんでいる可能性や配慮すべき点をうかがいながら，産科・小児科外来のスタッフやソーシャルワーカーが介入を重ね，機を見て保護者や子どもに必要な支援を行う役割をとっていきます．日々，試行錯誤ですが，出産・育児が健やかなものとなるよう，院内・院外のネットワークの中で支援の輪を広げていきたいと思っています．

10 ボンディング形成と その障害

九州大学病院子どものこころの診療部 山下 洋

POINT 養育者から赤ちゃんへの情緒的な絆（ボンディング）の形成は，周産期の女性と家族にとって重要な課題です．その形成のプロセスで，赤ちゃんへの絆を感じられない心理的苦痛から育児などの関わりを忌避する場合があり，ボンディングの形成不全や，ボンディング障害と呼びます．うつ病などの精神疾患や心理社会的逆境がしばしば併存し，不適切養育のリスクが高まります．ボンディングの形成不全を狭義の精神疾患として位置づける十分なエビデンスはありませんが，養育者のウェルビーイングと子どもの安全な育ちのために重要な意義があるため，産科医療のみならず母子保健，精神保健および児童福祉の多領域が協働した包括的な支援や予防的介入が望まれます．

ボンディングと形成不全

　「ボンディング」という言葉は情緒的，あるいは社会的絆を表す英語（Bonding）からとられています．周産期に用いる場合，英語では（Mother to Infant Bonding）として養育者から子どもへの情緒的絆であることを特定して記述される場合もあります．出産と赤ちゃんの出会いの体験は特別な強い感情を伴い，赤ちゃんの存在を五感で受け止め，つながりを感じた瞬間は生涯忘れられない体験として記憶され，その後の絆を育てる過程を支えます．小児科医でもあった KraussとKennel らは，出産と同時に母親に起こる強い感情と行動の変化から，養育行動をとる動物全般にみられる生理学的なインプリンティング（刷り込み）と共通するメカニズムをもつ現象と想定してボンディングという用語で最初に記述しました．しかしながら女性にとって出産や赤ちゃんとの触れ合いの体験は心理的および社会的な側面もある複

雑な出来事です．出生後のスキンシップのイベントのみならず最初の週から1年間の赤ちゃんの成長の過程とケアや育児の体験を通じて形成されます．また絆の感情は妊娠期の胎動を感じた時，エコー検査で心音を聞き，画像の中に小さな胎児の姿を見受けたときから生まれています．

ボンディングの形成不全（Bonding Failure または Bonding Disorder）とは，養育者から赤ちゃんへの特別な情緒的絆 — 肯定的感情が欠如した状態の持続および怒りや拒絶などの否定的な感情が強いために養育に必要な授乳や抱っこ，スキンシップなどの親密なケアや交流が困難となります．重度のケースでは育児場面を回避し放置したり，乳幼児に対する暴言や乱暴な関わり方をしてしまうなど不適切養育のリスクの高い状態に至ります．

事例： Aさん その1   妊娠・出産期の相談と支援

以下，複数を組み合わせた架空の事例を示します．

> Aさんは夫と2人暮らし，共働きで人工中絶歴がある．子どもはあまり好きではないと感じていたが，夫が子どもを望んでいることもあり，数年後に生活に余裕ができたら挙児を考えていた．
>
> 月経不順や月経前緊張症もある中で予期せぬ妊娠となった．子育てへの気持ちの準備もなく，出産しない選択肢はないかと考えながらも夫の喜ぶ様子から言い出せずにいた．悪阻は想像以上に重く食事をほとんど採れない日々が続き，胎児に苦しめられている気持ちが強くなった．胎動も激しく感じられ胎児が自分を攻撃しているような感覚が続いた．さらに子どもの性別が女児と聞いてからは胎動のたびに鳥肌が立ち，背中が冷たくなる不快感が起きるようになった．週数を重ねても苦しい気持ちは変わらず，胎児の状況に関わらず早く自分の外に出したいと願った．苦しさが強くなった時に早産を願ってお腹を強く圧迫したこともあった．夫や産科医師には苦しさを打ち明けず，助産師に妊娠が苦しく早く出したいという気持ちだけを伝えていた．助産師もそうした訴えをするAさんを気になる母親として見守っており，妊娠中期

に行ったスクリーニングでもエジンバラ産後うつ病質問票が高得点であったため個別面接を行った. 子どもの性別がわかってから, お腹の赤ちゃんを拒絶する気持ちが強くなり, 生まれた赤ちゃんを夫や義母が抱いているところを想像するだけで自分の居場所を奪われるような強い怒りの感情が沸くと助産師に打ち明けた. 助産師がそうした気持ちを否定せず傾聴していくと, 母親自身が出産で気持ちが変わるかもしれないと思い直していった. 生まれた後も苦しい時には助産師や保健師に相談ができるよう話し合った.

　赤ちゃんは小さく生まれ合併症もあったため NICU で経過観察となった. 夫と 2 人での面会時は先に夫が抱っこをしたが, それを見てどうしようもない不快感が生じ, A さんは短時間接しただけで帰宅した. その後も不快感は持続し電話で赤ちゃんの検査結果が無事である説明を聞くとホッとするが, 夫と赤ちゃんのイメージが頭の中を回り続け, 家事も手に付かない状態であった.

　退院後, 一緒に楽しく過ごせるように色々と試したが赤ちゃんと 2 人では強い圧迫感があり, いないところに行きたい気持ちが続き睡眠が取れず家事もできなくなってきた. 産婦健診ではエジンバラ産後うつ病質問票も妊娠中よりさらに高得点で赤ちゃんへの気持ち質問票でも絆の感情が乏しく怒りや拒絶の気持ちも強い結果であった. 助産師との面談で A さんは妊娠中に相談していた不快感が続いていることを訴えたため, すでに妊娠中に話し合っていた保健師訪問への引き継ぎや近隣のメンタルクリニックへの受診などについて具体的に予定を立てた.

困難への気づき: スクリーニングから診断へ

　養育者から子どもへの情緒的絆 — ボンディングは出産直後の接触に始まり, 交流を重ねるごとに強まる「愛おしさ」,「守りたい」,「親密さ」などの肯定的な感情として表現されます. 類似の概念として親役割の獲得, 母性行動, 養育行動や子どもからのアタッチメント行動等がありますが, これらが主に行動や態度について述べているのとは

JCOPY 498-16030

異なり，ボンディングは赤ちゃんとの関わりによって養育者に生じる強い感情の変化として定義されます．情緒的な絆が形成されるタイミングには個人差があり，乳児との接触を制限されるような状況では時期が遅れる場合もあります．赤ちゃんと接触する前の妊娠中から胎動の実感と共に胎児への情緒的絆の形成の過程はすでに始まっていて，妊娠中の胎児への情緒的絆は出産後のボンディングとの間に連続性がみられます．

　赤ちゃんに否定的な感情をもつことは多くの養育者自身にとって受け入れにくく，周囲にとっても想定外の事態です．赤ちゃんを愛おしく大切に思い，常に側にいて気にかけケアをしていることが当然のあるべき姿とする「母性」のイメージが社会において，共有されている中で，赤ちゃんについてのネガティブな感情や考えは口に出しづらいことです．このため，ネガティブな感情に苦しんでいても周産期うつ病以上に女性が自ら訴えることは少ないと考えられます．育児の不安や体調不良の訴えが続く中で，注意深く耳を傾けるとそうした感情をふと口にしていることがあります．赤ちゃんに対してするべきことが山積みの産後の状況では，実際的なアドバイスが中心になり養育者自身の気持ちに触れる機会は少なくなります．これを補う意味で助産師，保健師による妊産婦への健診や訪問の場面で自己記入式の質問票（赤ちゃんへの気持ち質問票）　表1　を予め配布し記入を依頼することや母子手帳の中の育児感情についての所定の質問項目（育児を楽しめているか，育児ストレスについて）があれば，それらへの女性の回答をチェックすることは有効なスクリーニング法と言えるでしょう．チェックに引き続いて，養育者にとっての開示しづらさに配慮した傾聴と共感の態度による問診により，赤ちゃんへの気持ちをありのままに語る機会が得られます．養育者が赤ちゃんへ否定的な感情をもちながら子育てを行っている育児困難の状況を理解することが支援関係を構築する糸口となります．

　産後1カ月までの早期では大多数の女性が赤ちゃんへの気持ち質問票のほとんどの項目について否定的感情はないと回答します．3点ないし4点以上の場合，臨床的問題となる程度の絆の感情の形成不全があると判断できます．また出産後の時間経過により絆の形成不全を判

表1 質問票セットⅢ. 赤ちゃんへの気持ち質問票

（吉田らによる日本語版 Yoshida et al.（2012），鈴宮ら（2003））

あなたの赤ちゃんについてどのように感じていますか？

下にあげているそれぞれについて，いまのあなたの気持ちにいちばん近いと感じられる表現に○をつけてください.

	ほとんどいつも強くそう感じる	たまに強くそう感じる	たまに少しそう感じる	全然そう感じない
1）赤ちゃんをいとしいと感じる.	(0)	(1)	(2)	(3)
2）赤ちゃんのためにしないといけないことがあるのに，おろおろしてどうしていいかわからない時がある.	(3)	(2)	(1)	(0)
3）赤ちゃんのことが腹立たしくいやになる.	(3)	(2)	(1)	(0)
4）赤ちゃんに対して何も特別な気持ちがわかない.	(3)	(2)	(1)	(0)
5）赤ちゃんに対して怒りがこみあげる.	(3)	(2)	(1)	(0)
6）赤ちゃんの世話を楽しみながらしている.	(0)	(1)	(2)	(3)
7）こんな子でなかったらなあと思う.	(3)	(2)	(1)	(0)
8）赤ちゃんを守ってあげたいと感じる.	(0)	(1)	(2)	(3)
9）この子がいなかったらなあと思う.	(3)	(2)	(1)	(0)
10）赤ちゃんをとても身近に感じる.	(0)	(1)	(2)	(3)

※ 実際の質問票は点数が入っていません

断する至適な区分点は異なるとの報告もあります.

　ボンディングの形成不全（ボンディング障害）の養育者では，赤ちゃんに対して親密な絆の感情が持てず，「自分の子であると感じられない」と訴えたり，「腹立たしい」，「こんな子でなかったら」，「離れたくなる」などと表現される怒りや拒絶の感情がみられます. 精神疾患の治療を受けている女性を中心にした出産後の実態の調査研究に基づき，ボンディング障害は親密な絆の欠如，拒絶，病的な怒り，乳児についての不安，差し迫った虐待のリスクなど多次元の事象として記述されています. 妊娠期の胎児に対するボンディング形成の過程で

も同様な障害はみられ，怒りや拒絶の感情を訴え，死産を望んで自己破壊的な行動をとる胎児虐待の事例があります．軽度の場合としては特別な絆の感情が実感されず，他人の子どものように関わります．初産の女性や出産時の産科合併症や児の疾患などで母子分離を経験すると絆の感情が生じるのに時間を要する場合があります．肯定的な情緒的絆の感情が乏しい状態のみであれば，多くは時間経過と共に赤ちゃんとの交流の経験を重ねることで改善していきます．中等度以上になると特別な絆を感じないだけでなく，赤ちゃんとの関わりが苛立たしく疲れるものとして苦痛になり，一緒の時間を回避したい感情が生じてきます．不快な気分は赤ちゃんと離れると明らかに改善します．さらに進むと赤ちゃんの存在が苦痛なものでしかなくなり，一時的に離れても一緒に生活し子育てをしていくと考えるだけで苦しくなるので，どこかにいなくなって欲しいと望むようになります．このような拒絶の感情が確立されてしまうと赤ちゃんのケアを続けることが難しくなります．明らかな拒絶の感情がある場合から，拒絶の態度が確立している段階は重度のボンディング障害と判断できます．また，赤ちゃんの泣き声や，なかなか授乳ができないことなど育児場面での赤ちゃんの反応がきっかけになって強い怒りの感情を抱く場合があります．多くの場合，絆の感情も欠如していますが，普段は強い愛情があるのに何かのきっかけで強い怒りが生じる場合もあり，赤ちゃんの情緒的拒絶とは別に病的な怒りという形のボンディング障害と判断します．怒りが爆発すると赤ちゃんを怒鳴りつけてしまったり，揺さぶるなど荒々しく扱ってしまうこともあるため本人自身や周囲の家族が赤ちゃんを傷つけてしまうことを心配して相談することになります．

　ボンディングの形成不全（ボンディング障害）は，産後うつ病などとは違って現在のところ精神医学的な疾患単位としてのコンセンサスを得ていないため診断基準は確立されていません．しかしながら，自分ではどうにもならない説明のつかない拒絶の感情が持続することは大きな苦痛や生活の支障をもたらします．後に述べる関連要因との相互作用から深刻化するなど不適切養育のリスクとなる重要な臨床的問題でもあるため，その困難度や緊急性を判断する必要があります．軽度から重度のケースまで周産期医療スタッフと母子保健スタッフとが

連携した切れ目のない見守りと支援を継続するとともに，重度の事例では養育者の苦痛や精神症状について精神科医などメンタルヘルスの専門家との連携を行います．

関連要因の包括的なアセスメント

ボンディングの形成不全の背景には，うつ病などのメンタルヘルスの問題，予期しない・望まない妊娠や，ドメスティックバイオレンスなどの心理社会的ハイリスク要因がしばしばみられます．

うつ病の女性の多くはうつ症状には苦しんでいても，赤ちゃんとの情緒的な絆の形成には問題はみられません．しかしながら，一般の妊産婦で，ボンディングの形成不全（ボンディング障害）を生じるのは1％程度とまれであることに比べて，産後うつ病などメンタルヘルスの問題がある女性では20〜30％と高い頻度となることからも両者に関連があることが考えられます．ボンディングの形成不全については，養育者から開示されにくいこともあり，当初の訴えは「子育てが楽しくない，赤ちゃんと2人でいると気分が沈む」といった抑うつ症状である場合も少なくありません．精神科医がうつ病やその他の精神医学的な問題の鑑別診断を行うことで，「赤ちゃんと離れると気分がよくなる」といった特徴的な経過からボンディングの形成不全に気づかれることも多くあります．産後うつ病が発症する状況に赤ちゃんの授乳困難や泣きの激しさによる睡眠の剥奪や育児疲労が誘因となる場合も多く，このような育児困難の状況でボンディングの形成不全が生じている場合があります．うつ病とボンディング障害のどちらが先にあって他方の原因となっているかは結論づけられないものの，うつ病の治療のみでは育児困難は改善しない事例も多くみられます．うつ病とボンディング障害，それぞれの関連要因を明らかにし，治療や支援を行うことが求められます．

望まない妊娠とドメスティックバイオレンスは，いずれもパートナーとの関係性の問題から生じ，女性の人権を著しく侵害する重大な問題です．子どもの側からみても，面前で暴言や暴力を目撃すること自体が，脳と心の発達に深刻なダメージをもたらします．安全な生活を保障されない孤立 ― 閉塞状況で，子どものケアに向き合っている

JCOPY 498-16030

母児の保護が差し迫った問題となります．若年妊娠の事例ではドメス
ティックバイオレンスの頻度も高く，心理的にも出産育児の準備がで
きておらず，社会経済的にも安全な育児が保障されない状況がありま
す．幼少期および妊娠出産に関連する外傷的体験があることもボン
ディングの形成不全のリスク要因となります．これらの状況が重なり
合うことでボンディング形成不全から不適切養育につながるリスクが
高まります．

　子どもの側の要因として，乳幼児の疝痛（コリック），夜泣きや睡
眠の問題，口唇口蓋裂なども慢性的な育児ストレスを生じ，赤ちゃん
への否定的な感情を高める場合があります．

　一方，ボンディング形成を促進する要因としては，養育者と子ども
との身体的・情緒的接触および養育者への社会的サポートに大別され
ます．養育者が何でも心の内を打ち明けられ，自分の立場にたって受
けとめてもらえる「情緒的サポート」および，子育てへの具体的な手
助けや助言「道具的サポート」が得られる人的資源を利用できると認
識することはストレスの緩和やセルフケアの改善につながり，ボン
ディングの形成過程を促進します．

　このような生物・心理・社会的な阻害要因の重なり合いから赤ちゃ
んへの否定的な感情が生じるプロセスを包括的なアセスメントにより
明らかにしていきます．お母さんと赤ちゃんに関わる多職種からの情
報を共有すると共に，協働を前提とした支援計画を作っていきます．

事例：Aさん その2　子どもへの強い拒絶の感情を訴える女性への治療と支援

　Aさんの支援経過です．

　病院の助産師から連絡を受けた保健師は，通常より早いタイミ
ングで，夫婦が在宅の時に訪問を行った．仕事から帰宅すると夫
が主に育児をしているが，Aさんはそれを目にするのが苦痛であ
ることを打ち明けた．またAさんと赤ちゃんの板挟みになる夫
の苦しみがわかるので，ますます苦しさが募ることや赤ちゃんと
離れて考えなくていい時間ができれば楽になるかもしれないと訴

えた．不眠や意欲低下も著しい状態だったので，まだ予約を取れずにいたメンタルクリニックに保健師と一緒に予約をした．クリニックでは，夫と赤ちゃんの接触についての苦痛な反すう思考を伴う重度の抑うつ状態と診断され，抗うつ薬と気分安定薬による薬物療法の開始となった．不眠や体の重さはある程度軽減したが，自分と夫の前からいなくなってほしいという気持ちは変わらなかった．日中，赤ちゃんと二人で授乳しているときに放り出したい気持ちが強くなったため保健師に緊急に電話相談すると，赤ちゃんの一時預かりができる制度の情報提供があり，即座に利用することを希望したため，乳児院への措置となった．措置後は気分も安定し夫と2人で乳児院に面会に行くこととなった．最初の面会は二人で赤ちゃんの様子についてのスタッフの話を聞くのみとした．気持ちが落ち着いて改めて考えると，赤ちゃんには安全に健康に育ってほしいが，Aさんと夫の生活の中に赤ちゃんがいることは考えられないと話した．現在の乳児院のスタッフを信頼しており，今いる乳児院のような安心できる場所か里親等のもとで育ってほしいと希望した．

多職種協働による支援

　ボンディングの形成不全の問題への気づきと支援のファーストラインに立つのは，周産期医療スタッフおよび母子保健スタッフです．母親や家族との支援関係の構築と同時に個別の状況の包括的なアセスメントを行い，まず関連要因についての情報を産科医療と母子保健スタッフが共有します．そこで明らかになった関連要因やボンディング形成不全の重症度，緊急度に応じて精神医療，小児医療，社会福祉，児童福祉領域との連携を行います．妊娠期から女性が自分への社会的サポートがあると認識していることは周産期のうつ病などのメンタルヘルスのみならず出産後のボンディング形成不全に対しても保護的効果があります．妊娠中から養育者を支える社会的サポートを質・量ともに強化することに向けて，コメディカルを含む多職種による子育ての見守りやサポート，母親への精神面支援などの切れ目のない支援を

JCOPY 498-16030

提供することが，すべての事例を通じたファースト・ステップの予防的介入となります．母子保健のスタッフが協働することで養育者の精神的健康の問題と親子の交流への治療的介入および心理社会的逆境への総合的な支援を提供することができます．否定的な感情が強く，不適切な養育行動により子どもの安全が確保できない場合には，子どもの保護のために児童福祉機関との連携を図ります．出産から産後の子育てへとお母さんの生活と気持ちの変化をきめこまかに見守りながら育児困難の SOS に敏感に応答していくことが大切です．母子の置かれた境遇はさまざまなので母性や子育てについて特定の価値観やステレオタイプに当てはめず，お母さん自身が援助を求めやすい支援関係やネットワークを築くことが求められます．

▽ 参考文献

- 日本産婦人科医会. 妊産婦メンタルヘルスケアマニュアル. 東京: 日本産婦人科医会. 2017.
- Yoshida K, Yamashita H, Conroy S, et al. Japanese version of Mother-to-Infant Bonding Scale: Factor structure, longitudinal changes and links with maternal mood during the early postnatal period in Japanese mothers. Archives of Women's Mental Health. 2012; 15: 343-352.
- 鈴宮重子, 山下洋, 吉田敬子. 出産後の母親にみられる抑うつ感情とボンディング障害. 精神科診断学. 2003; 14: 49-57.

九州大学病院

(住所) 福岡県福岡市東区馬出 3 丁目 1-1

(website) https://www.hosp.kyushu-u.ac.jp/

(病床数) 1,275 床（内，精神科病床 93 床）

 母子メンタルヘルスクリニックの取組み

　九州大学病院では，子どものこころの診療部の外来診察室にて，週 1 回母子メンタルヘルスクリニック（MHC）として，産科医師・助産師・医療ソーシャルワーカー，公認心理士，児童精神科医で，メンタルヘルスや養育困難のリスクのある母子と家族への出産後の地域連携を視野にいれた情報共有のためのカンファレンスを行っています 図1 ．産科外来で助産師が育児支援チェックリスト，エジンバラ産後うつ病質問票（EPDS）などを用いた問診を行います．初診の時点で精神疾患合併や心理社会的ハイリスクの妊産婦に気づくことができ，先に述べた多職種合同カンファでスクリーニングの結果の共有と共に対応の方針が決まり，早期の連携が行えるようになっています．

　周産母子センターを受診する妊産婦の 1 割程度がこのカンファレンスに登録され，子どものこころの診療部の MHC を受診します．MHC 受診例の精神科診断は，不安障害や適応障害など（F4）30.8%，うつ病など（F3）30.5%，統合失調症など（F2）13.4%となっています．不安抑うつなどの精神症状への精神科治療が中心になりますが，ボンディング形成の困難や育児不安の問題も臨床的な問題となります．

　福岡県では妊娠・出産包括支援事業（産前・産後サポート事業及び産後ケア事業）が実施され，平成 29 年度から「子育て世代包括支援センター」設置も進んでおり，地域での母子の見守りと支援のための連携先も手厚くなっています．産後の地域

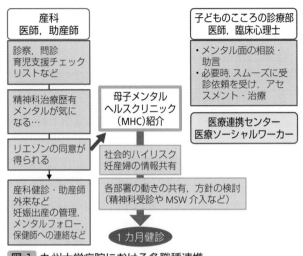

図1 九州大学病院における多職種連携

連携として，助産師から保健師への情報提供はMHC受診者の全例に行い，母親の生活のケアや子育ての見守りが必要なケースでは医療ソーシャルワーカーが地域とのカンファレンスを開き，子育て支援課，児童相談所，訪問看護（精神科および小児科），産後ケア，産後ヘルパーなど子育て支援や児童福祉の社会資源との連携を行っています．

母子と家族の絆を育む支援

ボンディング形成に焦点づけた治療を開始する前に，あらためて母子の置かれた心理社会的状況を振り返る必要があります．望まない妊娠や配偶者間暴力などが背景にある場合，妊娠中から強い情緒的拒絶を示している場合，および精神症状による生活機能不全が大きい場合は治療の合意や動機づけが得られにくいため慎重を期すことが望まれます．このような場合には，治療よりも家族や親族を含めた養育の支援が得られない

か，母子保健機関や児童福祉機関が仲立ちしての代替養育の提供が得られるかなど，母児の安全確保の観点からの危機介入や環境調整が優先されます．

　養育者が育児の継続と否定的な絆の感情の改善を望む場合には，母子単位への精神療法的介入がなされます．親子の関わり合いの場面に治療者も同席し，養育者の感情と赤ちゃんの反応の双方に注目しながら，それぞれについて共感的に言語化することで，養育者の否定的な感情を緩和し，肯定的な関係性を育むガイダンスを行います．メンタルヘルスの問題や心理社会的逆境状況をもつ養育者については妊娠期からのハイリスク・アプローチとしてボンディングの阻害要因を減らすための予防的介入が考えられます．妊娠期から産科と精神科が連携しメンタルヘルスの問題の治療を行い，養育環境の改善を図ります．たとえば，養育者の側のリスク要因への介入としてうつ病や心的外傷に対する認知行動療法や対人関係療法による治療的介入があります．メンタルヘルスの問題への治療のトレーニングを受けたスタッフによる妊産婦への心理社会的介入の有効性がいくつか報告されています．母子の関係性への介入として家庭訪問や母子デイサービスにおいて養育的ケアや遊びによる関わりを設定した場面での相互交流に対して直接のコーチングや，ビデオフィードバックなどの方法で働きかけ，養育者の赤ちゃんへの肯定的な反応を引き出し，関係性を強化する介入があります．このような介入を精神科デイサービスや精神科訪問看護，あるいはトレーニングを受けた母子保健スタッフが提供することが考えられます．

　子どもの側の阻害要因に対する介入として，乳児の難しい気質や疝痛（コリック），睡眠の問題による養育者の育児ストレスや疲労を軽減することが考えられます．小児医療の現場で，NICU など分離状況にある親子へのケアとして，カンガルーケアやベビーマッサージなど身体的・情緒的接触の機会を提供す

JCOPY 498-16030

ることで情緒的な絆の形成が促進されることが報告されています．直接の接触が困難な状況では，写真（妊娠中であれば3D，4D 超音波画像など）やビデオ視聴の活用も試みます．妊娠中から，胎児に向けて子守歌を謳い聞かせる試みも養育者のメンタルヘルスや赤ちゃんへの肯定的なボンディングの形成に有効であることが示されています．

　周産期の親子が関係性強化に向けて専門性の高いスタッフによる継続的な支援を受けるには，治療サービスのアベイラビリティー（利用可能性）や，アクセシビリティー（利用しやすさ），フィージビリティー（実施可能性）などの課題があります．母子と家族の絆の形成に向けて，母子保健・子育て支援を通じて地域で関わるファーストタッチの多職種の共通理解に基づく社会的サポートの提供が，専門的な支援の土台となるメンタルヘルスケアの共通要素として重要であることはいうまでもありません．

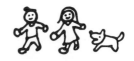

多職種協働における役割意識と態度の違い: 母子の絆を捉える視点

九州大学　公認心理師 **高田加奈子**

九州大学　児童精神科医 **山下　洋**

　周産期のメンタルヘルスケアを全人的医療の一環として捉えた時，パーソンセンタード・アプローチは医療とコメディカル・スタッフの多職種が共有できる態度の一つといえるでしょう．新しい命との出会いから絆を育んでいく女性を中心に，女性と家族の体験の過程を尊重し目線を合わせていく態度がパーソンセンタード・アプローチの根幹です．

　母子メンタルヘルスクリニックのカンファレンスには多職種が参加しますが，絆の形成のプロセスについての検討は不可欠な部分であり，それぞれの立場からのアセスメントが等しく必要になります．保健師の立場からは，ヘルス・プロモーションを目的にリプロダクティブ・ヘルスに関わる母子保健の制度にアクセスし，利用できるように親子2世代にわたる長期的な関係を築く視点が中心になります．助産師は，出産と育児のスタートに向けて養育者が親になる準備として子育ての知識や理解，行動変容，育児環境の整備を行えているかを見守る役割が中心になります．産科医と共にリスクと安全の視点から養育態度・育児能力をアセスメントします．小児科医は生まれてくる赤ちゃんにとって重要な成育環境の視点から，その担い手としての養育者の生活機能と，養育機能を把握し促進することに関わります．公認心理師は出産・育児に対する期待や不安を養育者自身の個別の体験に寄り添って傾聴し，各職種に伝えることで関わるスタッフの理解を深め，関係構築を促します．ソーシャル・ワーカーは育児困難・生活困難の状況として把握し逆境を乗り切るために利用できる資源とつながることをサポートします．精神科医はメンタルヘルスの問題をもちながらの家事・育児・新しい関係性を築く上での障壁や負担という視点から養育者の困り感を理解しようとします．どの職種の立場からも見過ごされやすいのが女性が赤ちゃんに対してどんな感情を抱いているかということです．それぞれの職種の母子と向き合う役割と態度により関係性も異なるため，子育てについて語る内容や相談や援助希求のあり方も異なってきます．多職種の連携と協働に向けて異なる役割をつなぐ糊代として，スタッフそれぞれが女性がどんな感情を抱いて赤ちゃんと向き合っているかという問いを共有することが望まれます．

JCOPY 498-16030

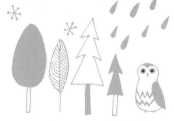

1 精神科薬物療法

順天堂大学医学部精神医学講座 **伊藤賢伸**

POINT 精神疾患による症状は，その評価の難しさから軽く考えられがちです．また定期服薬をやめても，即日で悪化することは少ないため，服薬の重要性を患者自身も理解していないことがあります．しかし，精神活動が妊娠・出産・育児に多大な影響を与えることは容易に想像できます．疾患である以上，再燃を予防するためには「個人の努力」では予防しきれず，服薬が必要な場合もあります．この項目では，精神疾患の分類，向精神薬の種類を振り返り，その中で特に妊娠中の服薬に注意を要するとされる炭酸リチウムとバルプロ酸ナトリウムについて，詳細を述べたいと思います．

どうしてその薬を使うのか？

精神科で使う薬について，「よくわからない」といわれることがあります．それは看護師さんであったり，場合によっては他の科の医師であったりします．「わかりにくい」というのは，「そもそもどうやって診断しているのかわからない」ということにもつながってくるでしょう．たとえば降圧薬なら150あった血圧が，130になれば患者さん本人も，家族や医療者も「薬が効いたんだ」と実感できます．一方で患者さんが「気持ちが沈む」と言っているのに，抗うつ薬ではなく，幻覚や妄想を抑える薬が使われることもあります．ケアしている人からすると，「本人はあんなにつらそうに気分が沈むといっているのに，どうして抗うつ薬を使ってあげないのかしら」と疑問に思うことかもしれません．またインターネットを検索すると，「精神科の薬を飲むと認知症になる」「精神科の薬をやめたほうが良くなった」などネガティブな記載がたくさん出てきます．こういった疑問をそのままにしておくと，やがて患者さんや家族が精神科医に不信感を持つようになり，服薬アドヒアランスを低下せていく可能性があります．

「薬を飲みたくないなんて言ったら，もうみてもらえないんじゃないか」「飲まなかったなんて言ったら怒られるんじゃないか」「こんなことを聞いたら先生に嫌われるんじゃないか」といった不安を患者さんやご家族はもつことがありますが，疑問に思ったことは処方している医師に聞くことが大切です．むしろそういう情報も含めて，精神科医は服薬内容を調節し，治療アプローチを組んでいきますので，「質問してはいけない」ということはありません．もしそういった不安を抱える患者さんに出会ったらぜひそのようにアドバイスしてあげてください．

精神科の薬の分類

「向精神薬」という言葉があります．大雑把には「精神科医が精神症状の治療に使う薬」という意味です．今回は周産期がトピックですので，周産期でも服薬しうる向精神薬を 表1 にまとめました．

向精神薬は年々増加している上に，作用機序が複雑になり，同じ薬

表1 向精神薬一覧

	対象疾患	標的症状
定型抗精神病薬	統合失調症	幻覚妄想 興奮
非定型抗精神病薬	統合失調症 うつ病 双極性障害	幻覚妄想 興奮 抑うつ
抗うつ薬	うつ病 うつ状態 不安障害 強迫障害	抑うつ 意欲低下 不安焦燥
気分安定薬	双極性障害	躁状態 情動不安定 双極性障害の抑うつ
抗てんかん薬	てんかん	てんかん発作
抗不安薬	不安障害	不安焦燥
睡眠薬	不眠	不眠
精神刺激薬	注意欠陥多動症	不注意 衝動性 多動

JCOPY 498-16030

を別の精神疾患に使うこともあります．たとえばアリピプラゾールという薬は，統合失調症にも使いますが，うつ病・うつ状態や自閉スペクトラム症（ASD）にも使うことがあります．そのため，「抗精神病薬が出ているからこの患者さんは統合失調症だろう」といった思い込みに注意しましょう．

また向精神薬は多くの場合，「症状の緩和（対処療法）」として用いられます．しかしながら，症状を緩和することで再入院や急性増悪を軽減できるため，安易に減量中止してよいわけではありません．この場合，使っている薬の内容よりも患者さんの病名が重要になります．次の章では各疾患においてなぜ服薬が必要なのかを検証していきます．

疾患毎の各論

この章では，代表的な精神疾患の薬物療法について概略します．以下の対応はエビデンスも考慮していますが，自分が周産期の患者さんを治療する場合の対応を主体に述べておりますので，精神科医によっては違う意見を持つ先生もいるかもしれません．

統合失調症

統合失調症は，幻覚や妄想を認めることがあり，急性期と慢性期がある病気です．進行性に徐々に人格水準の低下を認めることが多いですが，症状の幅が広く，退院自体が非常に難しい状態となる方から，適切な服薬と治療をしていれば，就労継続も可能な方までいます．統合失調症に対しては，最低1剤は抗精神病薬が使用されます．抗精神病薬によって，入院を要するような激しい幻覚妄想状態を改善することができるだけではなく，急性期の再発予防も期待できるので，周産期であっても，抗精神病薬服薬の継続が推奨されています．しかしながら，症状が落ち着いていれば，減薬できる可能性があります．また，抗精神病薬が多剤併用されている場合は，単剤にできる可能性があります．

一方，統合失調症では不眠や不安障害，時には抑うつ状態を併発することもあります．そういた症状に対して対処療法として，睡眠薬，

抗不安薬，抗うつ薬などが使用されることもあります．これらの薬剤は一時的に使用される場合が多く，病状が安定していれば，減量中止できるかもしれません．

うつ病・うつ状態

典型的なうつ病は，病相期と寛解期が繰り返されますが，気分変調症のように漫然と抑うつ状態が継続する場合もあります．治療としては抗うつ薬が使用されることが多いです．抗うつ薬を用いることでうつ病相の期間を短くすることができ，再発の予防にも働くとされています（日本うつ病学会治療ガイドライン：うつ病／大うつ病）．そのため，抑うつ症状を認めないからといって，安易に抗うつ薬を中止してよいわけではありません．抗うつ薬には，セロトニン再取り込み阻害薬（SSRI），セロトニン・ノルアドレナリン再取り込み阻害薬（SNRI），ノルアドレナリン作動性・特異的セロトニン作動性抗うつ薬（NaSSA），セロトニン再取り込み・セロトニン受容体モジュレーター（S-RIM），三環系抗うつ薬，四環系抗うつ薬，などがあります．また妄想や幻覚を伴う（精神病症状という）うつ病も存在するため，抗精神病薬が併用されている場合もあります．またアリピプラゾールなど非定型抗精神病薬の中には，うつ病に適応がある薬剤もあります．抗うつ薬や抗精神病薬が多剤で併用されている場合は，症状が安定している時期にできる限り単剤化を目指します．

一方，うつ病でも不眠，不安焦燥などが併発することがあります．その場合は睡眠薬や抗不安薬が併用されることがあります．これらの薬剤は対処療法として使用されておりますので，症状が軽減または消失すれば減量中止することが原則です．

双極性障害

双極性障害は，うつ病相と躁病相をもつ疾患で，再発率の高い疾患です．そのため寛解期を維持するためにも気分安定薬を服薬し続けることが推奨されています（日本うつ病学会治療ガイドライン：双極性障害）．気分安定薬は炭酸リチウム，バルプロ酸ナトリウム，ラモトリギンがあります．したがってこれらの薬剤を減量中止することは非

JCOPY 498-16030

常に慎重に行う必要があります.

　一方，不眠，不安焦燥などに対して，対処療法として抗精神病薬，抗うつ薬，抗不安薬，睡眠薬などが用いられることがあります．これらの薬剤は病状が改善すれば減量中止できる可能性があります.

不安障害

　不安障害は，社交不安障害，全般性不安障害，パニック障害などいくつかのタイプがありますが，不安を主体とする疾患です．うつ病を併発することもあります．治療薬としては抗うつ薬の一種であるSSRIが使用されますが，抗不安薬が併用されることもあります．症状が寛解すれば，減量中止を検討します．しかし，減量中止後症状が再燃することもあるので注意が必要です.

強迫性障害

　カギ閉め，スイッチ，蛇口などを何度も確認せずにはいられなくなる強迫行為や「（運転中に）人をひいてしまったのではないか」などそんなことはなかったと思いつつも，考えが浮かんでしまう強迫観念などの症状があります．SSRIが有効なこともありますが，難治性のことも多く，認知行動療法や曝露療法などの心理療法が併用されることも多くあります．服薬は症状が改善すれば減量中止を検討します.

睡眠障害

　不眠を主訴とする障害ですが，睡眠時無呼吸症候群やむずむず脚症候群なども含みます．睡眠リズムが問題の場合は，睡眠教育から行うべきで，安易な睡眠薬の処方は行うべきではありません．一部の睡眠薬は筋弛緩作用や依存性があるため，睡眠時無呼吸症候群を増悪させたり，高齢者の転倒につながったりする場合があります．睡眠薬は基本的に漫然と使うべきではないとされています.

発達障害

　自閉スペクトラム症（ASD）や，注意欠陥多動症（ADHD）などがあります．発達障害は小児期からの疾患です．ASDはコミュニ

ケーションや言語障害を認め，集団生活が困難となることがあります．衝動性を認めることがあり，一部の抗精神病薬が治療効果を認められています．ADHD は不注意，衝動性，多動などを認める疾患で，メチルフェニデート，リスデキサンフェンタミンメシル酸塩，グアンファキシン，アトモキセチンなどが効果を認められており，日本でも使用できます．ADHD の症状は成長とともに軽快する場合もあるため，症状が改善すれば減量中止も検討します．

てんかん

てんかんは脳の回路異常によって，痙攣や異常行動を起こす病気です．発作自体は数秒から数分以内に自然軽快することが多いのですが，大発作といわれるものは，痙攣を起こして意識を失い倒れる上に，いつ起こるかわからないため，非常に危険です．そのため，発作を予防するために，抗てんかん薬を服用する必要があります．抗てんかん薬による催奇形性のリスクはバルプロ酸ナトリウムを除けばそれほど高くないと考えられていますが，用量依存性にリスクが増加する傾向があります．しかし，妊娠中だからといって抗てんかん薬を中断すると発作が再燃し，母体胎児ともに命が危険にさらされます．妊娠前にできる限り単剤化，減量しておく必要があります．

周産期の服薬について

周産期の服薬について考えたとき，「絶対に正しい」という答えはありません．そのため，共同意思決定（SDM）という考え方が非常に重要になります．要するに当事者と治療者による双方向性の治療方針決定法で，治療者は専門家として情報を共有し専門家としての意見を示しつつも，患者さんの主義主張を取り入れながら最終的な決定を行います．また SDM のために，ピアサポーターが支援することの有用性も示されています（SDM の詳細は，精神医学第 62 巻（2020）で説明されているので，参考にしてください）．

非妊娠期から妊娠期の管理

周産期管理全体について，図1（理想的な周産期管理）にまとめ

JCOPY 498-16030

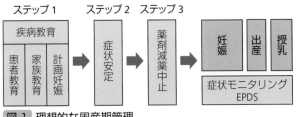

ステップ1　　　　ステップ2　ステップ3

図1 理想的な周産期管理

ました. 妊娠可能年齢にある女性患者, 特に挙児希望がある患者さんでは, 疾病教育が重要です. 疾病教育には疾病自体の特徴はもちろん, 服薬の必要性も伝えます. その上で, 周産期に服薬をした場合の危険と利益, 服薬をしなかった場合の危険と利益を伝えます. この時, 服薬した場合のことだけではなく, 服薬しなかった場合のこともしっかりと伝えておくことが重要です. たとえば統合失調症の場合, 服薬を続けることで胎児が服薬薬剤に曝露する危険がある一方で, 服薬を中断することで病状が再燃し, 入院, 場合によっては妊娠継続自体困難となる可能性もあります.

　本人が疾病と服薬のリスクをある程度理解できたら, パートナーや家族にも来院してもらい, 一緒に説明することが推奨されます. たとえば, 本人は納得して妊娠中に服薬を継続していた場合でも家族から服薬をやめるように強要されてしまうことがあるからです. また, 何らかの問題が妊娠出産, 出生児に起こった場合に, 服薬に関係なく3%程度のリスクがあるにも関わらず, 「薬が原因だ」と決めつけられ, 患者さんが家族から責められてしまうこともあります. また妊娠中に妊婦が情動不安定になることは胎児にリスクとなることもあるため, 妊娠は病状が安定した時に行うことが望しく, 計画的な妊娠の必要性があり, これについても夫の理解が必要です.

　妊娠中の服薬では, 特に妊娠4週から9週ごろまでに大奇形が生じやすいとされています. 女性が月経の遅延から妊娠を考え, 検査薬を使用するのは早くても妊娠5週ごろですので, 妊娠がわかったときにはすでにリスク期に入っています. そのため妊娠前にできる限り病状を安定に保てるぎりぎりまで減薬しておくことが大切です.

妊娠中薬剤曝露

　　妊娠中の服薬について，添付文書上禁忌となっている代表的な向精神薬を 表2 （添付文書上「妊娠中禁忌」の薬剤）に示しました．しかしながら，添付文書で禁忌としている根拠はデータが開発当時のものであり，非常に古いこと，根拠となる催奇形性が動物実験に基づいていること，動物実験では臨床では用いない高用量で検証されている場合が多いことなどから，ヒトにおける妊娠中のリスクを必ずしも反映していません．近年では，北欧などの大規模コホート研究が集積され，実際に妊娠中に薬剤に曝露した時，出生児の奇形が，非曝露群と比較して高くなるのかどうかを検証した論文が出ています．こうした論文を検証すると，用量依存性に奇形リスクが上昇することが懸念される向精神薬は，炭酸リチウムとバルプロ酸ナトリウムであることがわかってきました．どんな薬剤も胎児への曝露の影響が「ない」ということは困難ですが，特にリスクを指摘された薬剤について述べたいと思います．

抗精神病薬

　　抗精神病薬では，表2 （添付文書上「妊娠中禁忌」の薬剤）のように，ハロペリドール，ハロペリドールデカン酸エステル（持効性注射剤），ブロムペリドール，チミペロンが添付文書上妊娠中投与禁忌となっています．病状が安定しているなら妊娠前にこれらの薬剤を禁忌ではない薬剤に変更することも検討します．しかしながら妊娠後に主剤を変更することは，症状再燃のリスクになるため，必ずしも推奨されません．また，禁忌の根拠を見ると動物実験に基づくものであり，開発当初の非常に古い文献に基づいていることなどから実際にヒトが妊娠中に服薬した場合どういったリスクが懸念されるのか検討されないままで，本当にほかの薬剤より妊娠中のリスクが高いとも言い切れません．

　　周産期メンタルヘルスコンセンサスガイド 2017 の CQ3-1 では，抗精神病薬の中断は統合失調症の症状再燃のリスクとなるため，服薬の継続が推奨されています．そのため「妊娠がわかったのだから即服

JCOPY 498-16030

表2 添付文書上「妊娠中禁忌」の薬剤

(伊藤真也, 村島温子, 編. 妊娠と授乳 第3版. 東京: 南山堂. 2020)

	添付文書上禁忌	理由	疫学研究
抗精神病薬	ハロペリドール ハロペリドールデカン酸エステル（持効性注射剤） ブロムペリドール チミペロン	動物実験で口蓋裂, 脳奇形などの報告がある.	明らかに先天奇形発生と関係があるとする報告はない
気分安定薬	炭酸リチウム	動物実験で催奇形性作用が報告されている. ヒトで心臓奇形の発現頻度の増加が報告されている	用量依存的に先天性心奇形が増加する可能性がある.
抗てんかん薬	バルプロ酸ナトリウム	**片頭痛発作の発症抑制:** 禁忌 **各種てんかんおよびてんかんに伴う性格行動障害の治療, 躁病および躁うつ病の躁状態の治療:** 治療上の有益性が危険性を上回ると判断される場合のみに投与すること. 可能な限り単剤投与が望ましい	用量依存性に催奇形性の危険が増加する可能性がある. 機能奇形についても用量依存性に増加する可能性がある. 極力単剤で, 500〜600 mg 以下にすることが推奨されている.
精神刺激薬	メチルフェニデート グアンファキシン	動物実験において催奇形性が報告	情報に乏しい

薬は中止」というのが正解というわけではないことを理解しておく必要があります. 患者さんが妊娠出産を希望される場合は, まずはできる限り単剤化を目指します. というのも, 併用療法を行った場合の周産期リスクについてはほとんどデータがないためです. その上で添付文書上, 妊娠中服薬についてどのように書かれているのか説明しましょう.

　また, 薬物曝露のない場合でも催奇形性リスクは3%程度あるといわれていることを伝えておくことも大切です. そのため, 出生児に奇形があったとしても服薬の影響なのかそれ以外の影響なのかは区別がつかないことを理解してもらう必要があります. 抗精神病薬の中で特別にリスクが高い薬剤は今のところ（2020年10月現在）報告されて

表3 周産期における向精神薬の調節

	減薬中止が難しい薬剤	減薬中止を検討する薬剤
統合失調症	主剤の抗精神病薬. 減量できる可能性を検討する	主剤以外の抗精神病薬, 抗うつ薬, 抗不安薬, 睡眠薬
うつ病	主剤の抗うつ薬. 減量できる可能性を検討する. 寛解期間が長ければ中止も検討する	主剤以外の抗うつ薬, 抗精神病薬, 抗不安薬, 睡眠薬
双極性障害	気分安定薬. 減薬, 単剤化を検討する	主剤以外の抗うつ薬, 主剤以外の抗精神病薬, 抗不安薬, 睡眠薬
不安障害, 強迫性障害	主剤の SSRI. 減量できる可能性を検討する	症状に応じて減量を検討する. なるべく単剤化を目指す
睡眠障害	睡眠教育を行い, 睡眠薬は中止を試みる	睡眠薬はできる限り慢性投与は行わない
発達障害	主剤を含め中止を検討する	ADHD に適応の薬剤については, 周産期への検証が十分ではなく, 不明な点が多い

表4 妊娠中の服薬説明概要

(鈴木利人. 36: 抗躁薬: 伊藤真也, 他. 妊娠と授乳改訂 第3版. 東京: 南山堂. 2020 p481-9)

1. 国内の添付文書での記載を伝える (禁忌なのか, 有益性投与なのか)
2. 曝露のない妊娠出産でも催奇形性のリスクは 3% 程度あることを伝える
3. その薬剤以外での催奇形性のリスクの少ない向精神薬があるか検討する
4. 服薬を中断した場合, 病状の再燃から妊娠の継続が困難となることもありうることを伝える
5. 患者夫婦が妊娠・出産を希望する一方で, 代替薬がないと判断された場合には, これまでの国内外の該当薬使用に関する情報を提供し, 患者・家族の決定を尊重する
6. できる限り単剤化し, 用量を最小の有効用量に調整する
7. 1日2～3回に分割投与する (血中濃度が高まりすぎないように)
8. 血中濃度を測定できるものは定期的 (月1回程度) に測定しモニタリングする
9. 葉酸を妊娠前から 400 mg/日程度補充する (一般的な催奇形性リスク低減のため)

いませんが, 禁忌ではない薬剤への変更の余地がないか検証しましょう. また, すべての薬剤を中断した場合のリスク (病状の再燃, 入院, 妊娠継続の困難など) も伝えましょう. その上で, 医療者が妊娠や服薬について決定するのではなく, 患者さんご夫婦の意思を尊重することが大切です. 患者さんや家族への実際の説明については, **表4** (妊娠中の服薬説明概要) を参照していただければと思います.

JCOPY 498-16030

炭酸リチウム

　　炭酸リチウムは非常に古い薬剤ですが，双極性障害の気分安定薬として，有効性が確立している薬剤です．前提として，双極性障害の患者さんが気分安定薬をやめてしまうと再燃リスクが高く，特に周産期にはそのリスクが高まるといわれていることを知っておく必要があります．またうつ病相になると日常生活に差し障るような抑うつ状態（家事や仕事が行えない）となったり，希死念慮から自殺企図に至ったりする場合があります．逆に躁状態になると妊娠中にもかかわらず過活動となって流産の危険が増したり，対人トラブルが頻発して仕事が困難となったりします．特に出産後に病状が悪化すると育児が困難で，出生児にも大きな影響を与え，場合によっては新生児の命が危険になることもあります．そのため，「服薬をやめればよい」と安易には言えないことを理解しておく必要があります．

　　しかし，1970 年代に妊娠中の炭酸リチウム服薬が催奇形性，特に心奇形に大きく関わっているのではないか，という報告が出始めました（非曝露群に比較して 400 倍程度）．このため，添付文書では，妊娠中の服薬は禁忌となりました．しかしその後，大規模コホート研究がいくつか行われ，心奇形のリスクは否定できないものの，そこまで高頻度の発生率ではないという報告が多く認められました．これらを踏まえ，鈴木は「妊娠と授乳改訂第 3 版」の中で提言しているので，参考にしてください．患者さんへの説明手順については， 表4 を参考にしてください．

バルプロ酸ナトリウム

　　バルプロ酸ナトリウムの添付文書は 2019 年に改訂され，片頭痛発作の発症抑制については，「妊婦または妊娠している可能性のある女性には投与しないこと」となり，各種てんかんおよびてんかんに伴う性格行動障害の治療，躁病および躁うつ病の躁状態の治療で，妊婦，産婦，授乳婦などへの投与では，「妊婦または妊娠している可能性のある女性には，「治療上の有益性が危険性を上回ると判断される場合にのみ投与すること」「妊娠中にやむを得ず本剤を投与する場合には，

可能な限り単剤投与することが望ましい」と記載されています．

　バルプロ酸ナトリウムについては，もともと出生児に二分脊椎などの大奇形リスクの上昇が指摘されてきました．これらは一部葉酸欠乏に伴う可能性が指摘され，バルプロ酸ナトリウムを服用する場合は葉酸の摂取が推奨されています．加えて近年では，バルプロ酸ナトリウムの妊娠中曝露が出生児の IQ 低下や自閉スペクトラム症発症リスク増加と関連しているといった報告がなされています[5]．そしてそのリスクが用量依存性に増加することが報告されています．また，ほかの抗てんかん薬と併用することで機能奇形のリスクが高まるという報告もあり，妊娠中使用する場合はできる限り単剤で使用することが推奨されています．したがって，炭酸リチウム同様，SDM に沿って説明していく必要があります．

精神刺激薬

　メチルフェニデートやグアンファキシンは，ADHD に適応を持った薬剤です．それぞれの薬剤の特徴についてはここでは割愛します．

　これらの薬剤は動物実験において催奇形性が報告されたということで，添付文書上，妊娠中の服薬は禁忌となっています．ヒトではどうなのか，というのが非常に気になりますが，現状では，あまり情報がありませんので，できる限り投与は避けたほうがよさそうです．アトモキセチンは，添付文書上は禁忌ではないので，これに変更する方法はありますが，ヒトで本当に有害性が少ないというデータもありません．妊娠中どうするかは，SDM に沿って，説明していく必要があります．

授乳と服薬

　授乳に関してはほぼすべての薬剤が母乳移行性を持っているため，添付文書上，服薬中は授乳を避けること，といった記載になっています（実際の添付文書では薬剤によって文言が少し変わっていますが，同じような意味合いです）．しかしながら，実際に母親が薬剤を服薬しているときに，実際に乳児がどの程度薬剤を摂取することになるのかは，薬剤によって大きな差があります．また，薬剤を乳児が摂取す

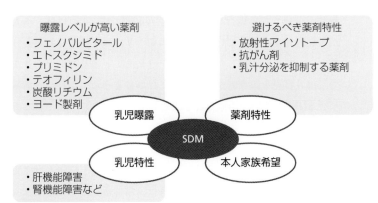

図2 授乳説明のポイント
(日本周産期メンタルヘルス学会. 周産期メンタルヘルスコンセンサスガイド 2017. 2017)

ることが何か悪影響を受けるのかもわかっていないことがほとんどです. 一方, 母乳栄養は抗感染作用, 認知能力への好影響などさまざまな利点が指摘されています.

それでは母乳を与えたいなら, 母親が服薬をやめればよいのか, というとそう簡単にはいきません. 妊娠中の服薬の部分でも述べましたが, 統合失調症や双極性障害の症状が再燃すると育児困難となってしまう可能性があります. それでは結局母乳栄養を行えず, 本末転倒になってしまいます. ここでも SDM に基づいて説明をしていく必要がありますので, 説明のポイントを **図2** (授乳説明のポイント) にまとめました.

説明するポイントは大きく4つあります. 1つ目は, その薬剤が乳児にどのぐらい曝露しやすい薬剤か, です. 一般的に半減期が長いものは移行もしやすくなりますが, 特に母乳移行率が高く, 母乳摂取により乳児の血中濃度が治療域近くまで上がりやすいものがあります. この中には妊娠中にも出てきた炭酸リチウムが含まれます. 2つ目は薬剤特性です. 放射性アイソトープや抗がん剤など用量にかかわりなく乳児に悪影響を与えうる薬剤を服用中は, 授乳は避けるべきでしょう. また乳汁分泌を抑制する薬剤も結果として母乳が十分に分泌されなくなります. 3つ目は乳児の特性で, 未熟児で生まれて肝機能や腎

機能が十分でない場合などは，注意が必要です．4つ目は，本人家族が母乳育児を希望していることが大切です．医学的に母乳が優れているといっても，服薬しながら母乳を与えることのリスクがありますので，母乳育児を医療者が押し付けてはいけません．これらの情報に基づき SDM を行い，治療方針を決定していきます．

まとめ

周産期の薬物療法は，さまざまな知識が必要で，情報も日々更新されていくため，これに関わる医療者は，常に新しい知識を取り入れていく必要があります．しかしながら基本的には，患者さんや家族が何を希望しているのか見極め，その希望に沿った治療・支援をしていく，という通常の場合と何ら変わりありません．また，最近ではさまざまな周産期に関連する本も出版されており，10 年前に比較して，はるかにその敷居は下がっています．「周産期の患者さんはわからない」という前に，ぜひ患者さんが何を希望しているのか聞いてみてください．そうすれば，医療者として何をするべきか見えてくると思います．

▽ **参考文献**
- 加藤昌明．40 抗てんかん薬．In: 伊藤直樹，村島温子，編．妊娠と授乳 改訂第 3 版．東京：南山堂；2020．p.529-48．
- 渡邊衡一郎．共同意思決定（SDM）の概念と現状．精神医学．2020; 62: 1301-9．
- 山口創生．意思決定支援におけるピアサポーターの役割．精神医学．2020; 62: 1379-85．
- 小崎里華．1：産科医療の基礎知識 先天異常の疫学・分類・診断．In: 伊藤真也，村山温子，編．妊娠と授乳 改訂第 3 板．東京：南山堂；2020．p.17-24．
- 日本神経精神薬理学会，編．統合失調症薬物治療ガイドライン．東京：医学書院．2016．
- 日本周産期メンタルヘルス学会．周産期メンタルヘルス コンセンサスガイド 2017．2017．
- 日本うつ病学会気分障害の治療ガイドライン作成委員会．日本うつ病学会治療ガイドライン：Ⅱ．うつ病（DSM-5)/大うつ病性障害 2016．2016; p.25．
- 日本うつ病学会気分障害の治療ガイドライン作成委員会．日本うつ病学会治療ガイドライン：Ⅰ．双極性障害 2020．2020．
- 渡邉央美．1：産科医療の基礎知識 妊娠の時期と薬剤曝露の影響．In: 伊藤真也，村島温子，編．妊娠と授乳 改訂第 3 版．東京：南山堂；2020．p.5-8．
- 鈴木利人．36：抗躁薬．In: 伊藤真也，村島温子，編．薬物治療コンサルテーション 妊娠と授乳 改訂第 3 版．東京：南山堂．2020; p.481-9．
- 伊藤真也．2：授乳と薬の基礎知識．In: 伊藤真也，村島温子，編．妊娠と授乳．改訂

JCOPY 498-16030

第 3 版. 東京: 南山堂. 2020; p.38-54.
・伊藤直樹. 38: 睡眠薬. In: 伊藤真也, 村島温子, 編. 妊娠・授乳 改訂第 3 版. 東京: 南山堂. 2020; p.503-19.
・伊藤賢伸, 渡邉央美. 39: 抗精神病薬. In: 伊藤直樹, 村島温子, 編. 妊娠・授乳 改訂第 3 版. 東京: 南山堂. 2020; p.520-8.
・Nora JJ, Nora AH, Toews WH. Letter: Lithium, Ebstein's anomaly, and other congenital heart defects. Lancet [Internet]. 1974; 2: 594-5. 〈http://www.ncbi.nlm.nih.gov/pubmed/4140306〉
・伊藤直樹. 37: 抗不安薬. In: 伊藤真也, 村島温子, 編. 妊娠と授乳 改訂第 3 版. 東京: 南山堂. 2020; p.490-502.
・伊藤直樹. 35: 抗うつ薬. In: 伊藤真也, 村島温子, 編. 妊娠と授乳 改訂第 3 版. 東京: 南山堂. 2020; p.452-80.
・共和薬品工業株式会社. バルプロ酸ナトリウム錠 100 mg「アメル」/バルプロ酸ナトリウム錠 200 mg「アメル」[Internet]. 2019. 〈https://www.info.pmda.go.jp/go/pack/1139004F1088_2_01/〉

順天堂大学（医学部附属順天堂医院）

 住所 東京都文京区本郷 3-1-3

website https://www.juntendo.ac.jp/hospital/clinic/mental/

病床数 1,051 床（内，精神科病床 15 床）

当院での取組み

　当院では，2013 年から 2019 年 8 月まで周産期メンタルヘルス専門外来を開設していました．諸事情により残念ながら現在は専門外来を閉鎖しています．患者さんの受け入れ状況としては，挙児希望で服薬に関する相談，当院産科にて出産予定で他院精神科に通院中の患者さん，周産期にメンタルヘルスに不調を呈した患者さんを対象としました．専門医が対応できる時間が限られていたため，月 2 回半日の外来でした．開設にあたっては，産婦人科科長，産科医長，産科外来師長，産科病棟師長，とも話し合い，産科独自に行っているメンタル不調者の対応を活用し，各部署の負担が増えないよう工夫しました．

　開設当初は「受診希望患者さんで外来があふれてしまうのではないか」という危惧もありましたが，結果としては，総勢 109 名の患者さん受診があり（18 人 / 年），対応可能な範囲でした．受診内容としても初診の相談のみで終診となった人もいるため，それほど外来が混雑することはありませんでした．中には生活の貧困，サポートできる家族がいない，など出産後の育児困難が高確率で予想される症例もおり，患者の住居の保健所の保健師とも連携して，要保護児童対策地域協議会（要対協）を何度か行うこともありました．

　出産後は必要があれば半年から 1 年フォローして，その後は地元の精神科にお返しするという流れでした．中には当院の精神科一般外来通院を希望する方もおられましたので，その場合は現在も通院を続けている方もいます．

JCOPY 498-16030

　問題点としては当院に常勤の専門医がおらず，他院から非常勤で来ていただいていたため，非常勤医不在の場合の常勤医の対応を決めておく必要があったこと，産科の入院は必ずしも周産期メンタルヘルスのメンバーではないため，連携が必ずしもうまくいかず，産後の十分な話し合いが困難となる場合があること，保健師の訪問を頑なに拒否し，家庭内の状況把握が困難な症例もあったこと，転居したことにより保健師の引継ぎがうまくいかず対応に苦慮したことなどがありました．しかしそれらの問題点も必ずしも専門家でなくてもお互いに十分話し合うことで解決できたと思います．現在専門外来はありませんが，一般外来の中で必要があれば適宜産科とも連携し対応しています．

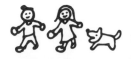

Q&A

Q 患者さんに薬を併用する場合，屯服と定期内服ではどちらが安全でしょうか．

A 「屯服で使用」した場合のリスクに関して明確なエビデンスはないので，明確に答えることはできません．しかしながら，「結局患者さんがどのぐらい服用するのか」を把握しておくことが大切です．たとえば不安障害の方で，現在内服していないとします．その方が妊娠中に不安発作が頻回になり，「不安の時に何か飲める薬はないですか」といわれた場合に，ロラゼパム（抗不安薬）を屯服で処方する，という場合があると思います．屯服を 10 回分（合計 10 錠）処方して，1 週間後に再度来院して「もう屯服がなくなってつらいのでもっと欲しい」と言ってくることがあります．

屯服の飲む頻度にはっきりした定義は筆者の知る限りありませんが，大体月に 10 回以内（週 2，3 回以内）を想定して処方します．その場合，1 日 1 錠にも満たないですし，ロラゼパムは特別妊娠中にリスクが高い薬ではないので，定期で服薬するよりもよさそうに見えます．しかし前述のように，1 週間で 10 錠以上飲んでしまうような「屯服」の使い方をする患者さんもいます．これは抗不安薬の特徴ですが，抗不安薬，特に半減期の短い抗不安薬では切れ際に不安が増悪する傾向があります．そのために「好きな時に飲んでよい」といわれるとかえって飲みすぎてしまう場合があります．さらに依存的になって，1 日の服薬が 2 錠，3 錠と増えてしまうかもしれません．それならば，血中濃度が安定している薬剤を定期的に服薬するか，決まった時間に服薬するほうがトータルの服薬量が減らせる可能性があります．このように「屯服か定期か」ではなく，トータルの服薬量を減らすにはどうするのがよいのかを考えることが大切です．

患者さんが服薬を拒否しています．どのように対応したらよいでしょうか．

 まずはなぜ患者さんが服薬を拒否しているのか，理由を明確にすることが大切です．妊娠中に拒薬しているのだから，胎児へのリスクが不安だからに決まっている，と決めつけてはいけません．薬を飲むことで眠気が強く，困っているのかもしれないですし，飲んでも効果がないと思っているのかもしれません．家族から「妊娠中に薬は飲まないほうがよい」といわれたのかもしれません．そういった背景を持った患者さんに，ただ薬の有効性を説明しても説得することは困難です．まずは患者さんに「相談してくれてありがとうございます」と伝え，薬を飲みたくないという気持ちを打ち明けてくれたことをポジティブに伝えましょう．実際，こちらに何も伝えずに実は何カ月も服薬していなかったなんてことも実際にあるので，あなたにそれを伝えられたのは，患者さんと信頼関係ができている証拠でもあります．その上で飲みたくない理由を詳しく聞いてみましょう．その後どのような治療なら受け入れられるのか話し合っていきましょう．もしかしたらリスクを承知の上で服薬はせずに様子を見たい，と本人家族が希望するかもしれません．それが医学的には非常にリスクが高い方法だったとしても，そのリスクを本人家族が了承されているなら，通院を頻回にして対応する，という方法をとることもあり得ます．ただしその場合，実際にリスクが生じてしまった場合（自殺企図してしまう，躁状態になってしまう，急性増悪するなど）には，胎児よりも母体の命を優先して服薬を含めた治療が必要になることも十分に説明しておく必要があります．もちろん処方しているのがあなたでない場合は，最終的な処方継続の判断は処方している医師にゆだねられます．

2 精神療法・心理療法

自治医科大学附属さいたま医療センターメンタルヘルス科 **岡島美朗**

POINT 精神的なケアというと，じっくり話を聴くこと，という
イメージをお持ちの方も多いと思いますが，話を聴くこと
がどうして治療になるのでしょうか？ 世間話や，友達に相談するのと，専門的
な治療はどこが違うのでしょうか？ また，話すことで心が癒されるのは，どの
ようなメカニズムによるのでしょうか？ 対話による治療は，重い精神疾患でも
対象になるのでしょうか？

　対話による治療を，一般に精神療法・心理療法と呼びます．この章では，精神
療法・心理療法の基本的なあり方について解説します．

精神療法・心理療法とは？

　精神療法と心理療法は，ともに英語の psychotherapy の翻訳であ
り，同じものだと考えて差し支えありません．精神医療のなかでは精
神療法，臨床心理学の分野では心理療法と呼ばれることが多いようで
す．以下の記述では，便宜的に精神療法と呼ぶことにします．カウン
セリングも同じ意味だと言っていいのですが，精神医療，臨床心理学
のなかではカウンセリングという言葉はあまり使われません．

　人は，生まれてから成長するまでに，主に母子関係を通じて，自分
の中に他者のイメージをもつようになります．このことを対象関係と
呼びますが，安定した対象関係を持っていない人の場合，対人関係の
なかの些細なつまづきで，うつ，不安などの精神的苦痛が生じやすく
なります．安定した対象関係を築いている人であっても，つらい体
験をしたり，持続的なストレスにさらされたりすると，やはり精神的
苦痛を体験します．さらに，うつ病や不安障害などの精神障害では，
当然強い精神的苦痛が生じます．精神療法とは，主として対話によっ
て精神的苦痛を和らげ，そうした苦痛が生じる原因を探索して，それ
が起こらないようにすることを目指す治療を言います．ある教科書で

JCOPY 498-16030

は，精神療法とは「治療者が患者に，彼らを理解し，尊重し，援助したいと思っていることを伝える対人関係のプロセス」とされています．

このように，精神療法は精神障害ではない人にも行われるので，治療を受ける対象を「患者」とするのは適切ではない場合があり，「クライアント」という言葉が用いられます．本稿でも「クライアント」という言葉を使うことにします．

精神療法の種類と内容

精神療法は大きく2つに分けられます．一つは，クライアントに精神的苦痛について十分に語ってもらい，それを受け入れることによって苦痛を和らげる方法で，支持的精神療法と呼ばれます．

支持的精神療法は，話を十分に聴くこと（傾聴），それを受け取り，理解したと伝えること（受容），悩みながら生きている患者のあり方を肯定すること（支持）を三本柱とします．支持的精神療法では，クライアントが変化することを積極的には目的にしません．具体的にどのように行動するかを共に考えたり，アドバイスしたりすることもありますが，あくまで傾聴，受容，支持を十分に行った上でのことです．また，次にあげるさまざまな精神療法を行うにしても，支持的精神療法がその基盤となります．

もう一つは，精神的苦痛や精神症状が生じている原因を探り，クライアントに働きかけて考え方や感じ方，対象関係のあり方などを変化させ，改善を目指す治療です．これには人間の精神活動のどの部分に注目するかによって，さまざまな種類があります．幼児期の体験や対象関係を問題にする精神分析的精神療法，対人関係の問題を是正することを目指す対人関係療法，問題への対処の仕方を修正することにより，苦痛を軽減させる問題解決療法，認知のあり方を修正し，行動の改善を目指す認知行動療法などがあげられます．また，近年，認知行動療法の進化形として，自分自身の体験にじっくりと注目するマインドフルネス療法，思考と行動のパターンであるスキーマを重視するスキーマ療法なども関心を集めています．

また，複数の人が治療を受ける形態として，集団精神療法，家族療

法，カップル療法なども行われています．これらの治療はいずれも，治療を受ける人同士の関係を考え，必要があれば修正を図ることがポイントとなります．

精神療法はどこで受けられるのか？

　精神療法を行うのは，主として精神科医，心療内科医と，臨床心理士，公認心理師といった職種です．総合病院でこれらの職種の職員が勤務している場合には，院内で精神療法を受けることが可能です．

　精神科，心療内科の診療所でも，通常は薬物療法とともに精神療法を行います．診療所のなかには臨床心理士，公認心理師が勤務していたり，こうした心理職が働くカウンセリングルームを併設しているところがあり，よりしっかりとした精神療法を行っています．また，数は少ないものの，臨床心理士が独自で開業して，精神療法を行っている場合もあります．

　一つの難しい問題は，保険診療の中では精神療法の適応がごく限られていることです．健康保険で認められているのは，通院・在宅精神療法，標準型精神分析療法，認知行動療法ですが，通院・在宅精神療法は広く精神科の通常診療の一部として行われている一方，それにかけられる時間はあまり長くないようです．後2者は保険診療のなかで比較的長い時間をかけるよう定められていますが，診療報酬が少ないなどの理由で保険診療としてはあまり行われていません．カウンセリングルームなどで本格的な精神療法が行われる場合は，保険の適用外のことが多く，比較的費用が高額になっているのが現状です．

　なお，平成28年より一定の研修を受けた看護師が認知行動療法を行うことが保険適用となりました．近年では，多くの看護師の方が研修を受けています．

精神療法の副作用とその対策

　治療である以上，精神療法にも副作用はあります．大きく分けて，2つの副作用をあげることができます．

　一つは，患者が自分の内面を話しすぎて，精神的バランスを崩してしまうことです．内面を探っていく精神分析的精神療法で問題になる

JCOPY 498-16030

ことが多いのですが，それ以外の精神療法でも，普通なら他人には話さない内容を話してしまうことで困惑したり，話したことを後悔したりすることがあります．こうしたことを避けるためには，守秘義務を守ることをはっきり伝えるとともに，精神状態の変化に常に注意をはらうことが必要です．

もう一つは，患者が治療者に依存的になってしまうことです．治療者を頼りにするあまり，頻繁に面接しないと不安になってしまったり，一人では些細なストレスにも耐えられなくなってしまう場合があります．こうした事態を防ぐためには，治療の頻度や面接時間を決めることが有効です．これを治療の構造化といいます．その場合，時間と頻度を単に制限するのではなく，面接と面接の間で不安が強まったことの意味を，面接の中で十分話し合うことがとても重要です．

周産期の精神療法

妊娠期の特有の心理に対する精神療法

妊娠期にどのような精神療法が適応になるかは，妊婦であるクライアントにどのような精神的問題が生じているかによって異なります．

妊娠は多くの場合喜ばしいことですが，同時にさまざまな悩みや葛藤を引き起こすものでもあります．仕事との兼ね合い，夫を含む家族関係の変化などの外的な要因，子どもが健康に生まれ，育っていくかという気持ちや，自分が分娩に耐えられるかという懸念が強い不安を引き起こすことはしばしばあります．また，18歳未満の若年の場合や，未婚，望まぬ妊娠，経済状態が悪い場合は，妊婦は一層不安や気分の落ち込みを覚えやすくなります．こうした状況において，妊婦が心理的支援を求める場合には，まず支持的精神療法が必要となります．妊婦とともに十分な時間を過ごし，訴えを聴きとり，不安になることは決して自分が弱いわけではないことを保証した上で，現実の問題への対処をともに考えることが何より重要です．こうした状況において，妊娠をこのまま継続するかどうか迷っていることも少なくありません．ともすれば，混乱しがちな妊婦の考えを整理し，しっかりした意思決定を支援する上でも，支持的精神療法に基づく関わりはとて

も有効です.

妊娠期の特殊な状況における精神療法

　妊娠前から精神障害に罹患している妊婦は，より不安が強くなったり，精神症状が増悪したりする場合があります．これまでの精神科的病歴を十分に把握した上で，精神症状の変化を評価し，薬物等必要な治療を受けられるよう配慮しつつ，やはり支持的精神療法を行うことが重要です.

　妊婦にとってストレスがかかる状況として，切迫流産・早産に対する管理入院があげられます．予想せず，相当長期にわたって入院を余儀なくされ，臥床していなければならないこともあります．そうした自由が奪われるストレスに加え，無事に出産できるかという不安が付きまとうことになります．不安が高じると，パニック発作のような症状が起きる場合があります．こうしたストレスフルな状況にいる妊婦に対しては，支持的精神療法を行うのが有効であることはもちろんですが，同時にリラクゼーションの技法を併用することが有用です．強い不安に対しては，現実の状況と認知のあり方を検討する認知行動療法が用いられることもあります.

産後の特有の心理に対する精神療法

　産後はやはり喜びの時期であるとともに，育児への不安が募りやすい時期でもあります．また，新生児・乳児との生活が始まると，生活のペースがなかなかつかめなかったり，授乳のために睡眠不足にもなったりし，不安や気持ちの落ち込みを体験しやすくもなります．さらに，子どもが健常に生育していくかどうかに不安を覚えることもあるかもしれません.

　この場合も，支持的精神療法によって十分に話を聞くことで，不安や落ち込みが和らげられることがあります．また，クライアントが置かれた状況を理解した上で，現実的な助言を行うこともあります．たとえば，さまざまな問題に一人で対処しようとせず，家族に適切な援助を求めるように促すことは，産後間のない時期のクライアントにとって極めて重要です.

JCOPY 498-16030

また，現実の状況に対して，明らかに不安が過度な場合には，その不安がどこからくるのかクライアントと十分に話し合う必要があります．そのうえで，妊娠期と同様に認知行動療法の技法を用いることもあります．

産後の特殊な状況に対する精神療法

産後の精神的な問題として最も重要なものは，産後うつ病です．最近のメタ解析では，日本の産後うつ病の罹患率は14.3%とされており，産後はうつ病発症のリスクがとても高い時期だといえます．近年，産後健診でエジンバラ産後うつ病評価尺度による評価が行われるようになったこともあり，うつ状態と判断されたクライアントは増加していると思われます．

産後うつ病は，急激なホルモンの変化など生物学的要因に加えて，育児負担など環境の要因も大きいと考えられています．この場合も，支持的精神療法を基本とし，過度に悲観的な思考については，認知行動療法が良い適応になります．日常生活に支障が出たり，クライアントの苦痛が強い場合には薬物療法の適応になるので，それを見極めることも重要です．

もう一つ，産後に発症しやすい精神障害として強迫性障害があげられます．主に，子どもが細菌など危険にさらされるのではないかという不安が高じて，不潔恐怖，洗浄強迫，確認強迫などが生じることが多いようです．強迫性障害も，症状が著しい場合には，薬物療法とともに認知行動療法のよい適応になります．

▽ 参考文献
- Weiner IR. Principles of psychotherapy. 2nd Edition. John Wiley & Sons. 1998.
- Tokumitsu K, Sugawara N, Maruo K, et. al. Prevalence of perinatal depression among Japanese women: a meta-analysis. Ann Gen Psychiatry, 2020; 19: 41.

自治医科大学附属さいたま医療センター

住所 埼玉県さいたま市大宮区天沼町 1-847

website https://www.jichi.ac.jp/center/

病床数 628 床（精神科病床なし）

　自治医科大学附属さいたま医療センターは，埼玉県さいたま市大宮区に位置する急性期型総合病院で，急性期医療と，自治医科大学の理念である総合医療とを両立すべく医療に取り組んでいます．2012 年に地域周産期母子医療センターの認定を受け，33 床の産科病床と，NICU，GCU を備えています．精神科は，2015 年に設置され，メンタルヘルス科という名称で診療しており，他科コンサルテーションを中心に活動しています．また，やはりコンサルテーションを中心に活動する公認心理師が 2 名在籍し，メンタルヘルス科と緊密に連携しています．

周産期メンタルヘルスへの取組み

　メンタルヘルス科設置以来，徐々に精神障害合併妊婦の受け入れが増えてきたため，産科，メンタルヘルス科，公認心理師が緊密に連携して対応に当たっています．産科を初診した妊婦には，精神障害の病歴を確認して，現在治療中である場合には，原則として妊娠から分娩にかけての期間メンタルヘルス科を併診してもらう体制とし，精神症状のモニタリングに努めています．また，精神障害にまで至らなくても，生活上の問題や育児に対する不安を抱えた妊婦に対応するため，公認心理師が産科の病棟，外来，NICU と連絡を取り合い，必要な精神的ケアを提供しています．

　また，各部署が精神障害を持ったり，精神的なリスクを抱えたりする妊産婦の情報を共有する目的で，原則として月 2 回

JCOPY 498-16030

「周産期メンタルカンファレンス」を開いています．産科医師，助産師，メンタルヘルス科医師，公認心理師，小児科医師，ケースワーカーが参加し，妊娠中の精神的問題の把握に加え，育児に関して起こりうる問題への対処についても話し合います．必要があれば新生児虐待などを防ぐ目的で，家族支援委員会との連携も行います．

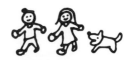

Q1 患者さんと関わるときに,「共感が大切」といわれますが, 共感ってどういうことですか?

A1 共感は,「ともに感じる」と書きますが, 違う人間である以上, 患者さんと全く同じように感じたり考えたりすることはできません. 共感を定義するとすれば,「相手のことをできるだけよく理解し, そう理解したということを相手に伝えること」になるでしょう. 具体的にいえば相手の言葉にじっくりと耳を傾け, 同時に相手がこれまで体験したことや置かれた状況を頭に入れて, "自分がその立場だったらどういう気持ちになるか"を想像し, それをもとに相手の発言を理解することです. そして, 自分がこう理解した, ということを相手に伝えることが大切です. ときに,「相手の言うことをオウム返しにすることが大切」といわれることがありますが, あくまで "自分はこう理解した"と伝えることが目的なので, 単に繰り返すだけではなく, 自分なりの言葉に言い換えたりして, 自分の理解だということがわかるようにすることが重要です. 共感は, 患者さんと良い関係を築くために必要なことですが, 精神療法を進める上でも不可欠な要素でもあります.

Q2 精神科医や公認心理師だけではなく, 看護師・助産師にもできることはありますか?

A2 総論でふれたように, 今日では一定の研修を受けた看護師が認知行動療法を行うことが保険で認められていますが, それ以外にも看護師・助産師の方々がメンタルヘルスにおいて果たす役割はとても大きいと思います. 共感についての質問でも述べたように, ゆっくりと傾聴することに加え,「相手のことをできるだけ理解し, そう理

JCOPY 498-16030

解したということを相手に伝えること」を積み重ねれば，悩んでいる患者さんにはとても大きな助けになります．

会話の中で，相手をよりよく理解するための働きかけとしては，次のようなものだあります．

・質問: 相手自身やその人がどんな体験をしたか質問する．
・明細化: 相手が話したことで，重要だと思うことについてもっと詳しく話してもらう．
・感嘆: 相手が話したことを支持することを示すように，相槌をうったり，短く同意したりする．
・直面化: 相手が話してもいいはずなのに，話さなかったことについて聞く．たとえば，大きな出来事について話したのに，それについてどう思うかを話さなかったときなど．
・解釈: 相手の行動について，その人が気づいていない側面について指摘する[1]．

このうち，解釈はかなり高度な技法で，精神療法の訓練を積んだ人でなければ困難ですが，他の技法，特に質問，明細化，感嘆は使える場面があるのではないかと思います．こうした技法を使い，想像力を働かせながら話を聞くことができれば素晴らしいことです．

1) Weiner IR. Principles of psychotherapy. 2nd Edition. John Wiley & Sins. 1998.

3 制度，医療・保健・福祉が連携した支援体制

国立成育医療研究センターこころの診療部乳幼児メンタルヘルス診療科
信州大学医学部周産期のこころの医学講座 立花良之

> **POINT** 本稿では前半で妊産婦のメンタルヘルスケアに関係する医療制度や法律についてふれます．また，後半では，さらに周産期メンタルヘルスケアにおける親子保健・児童福祉の関係機関やそれら機関と連携した支援体制について扱います．

メンタルヘルス不調の妊産婦の精神科入院形態

精神的な問題で日常生活に著しい支障をきたし，入院が必要と判断されることがあります．そのような際の入院形態には，本人の同意に基づく自発入院以外に，入院治療の必要があるが本人の同意が得られない非自発入院があります．自発入院は，任意入院といいます．非自発入院には，医療保護入院，措置入院，緊急措置入院，応急入院があります．以下（1）から（5）でそれらについて説明します．

（1） 医療保護入院

精神保健及び精神障害者福祉に関する法律（精神保健福祉法）33条に定められている精神障害者の入院形態の一つです．入院による精神科治療が必要と考えられますが，本人のインフォームドコンセントが得られず，また，措置入院・緊急措置入院・応急入院の要件を満たさない場合に行われます．

（2） 医療保護入院のための家族等の同意とは

2013 年の精神保健福祉法改正により医療保護入院における保護者の同意要件は外れ，家族等*のうちのいずれかの者の同意を要件とします．

JCOPY 498-16030

（3）措置入院

　　自傷他害の恐れがある場合，都道府県知事（または政令指定都市の市長）の権限と責任において精神科病院に強制入院により治療を行う入院形態です．

　　精神保健福祉法で定められている要件として，まず，都道府県知事に通報等があること（27条1項）があげられます．同法22条は一般人からの書面による申請，23条は警察官の通報，24条は検察官の通報，25条は保護観察所長の通報，26条は矯正施設長の通報，26条の2は精神科病院管理者の届出，26条の3は医療観察法の通院処遇者に関する通報も可です．同法22条，24条，25条，26条についてはその通報者等において自傷他害のおそれがあるとの判断を要しません．同法22条，23条，26条の2による場合は最寄りの保健所長を経ます．必ずしもこれらの通報等がなくとも職権で措置診察ができます（27条2項）が，自傷他害のおそれが明らかであることを要します．

　　上記通報を基に，調査の上で措置診察の必要があると認め，診察の通知の上，措置診察が行われます．指定医2名以上の診察の結果が「精神障害者であり，かつ，医療及び保護のために入院させなければその精神障害のために自身を傷つけ又は他人に害を及ぼすおそれがあると認める」ことで一致した場合，措置入院が適用されます．

（4）緊急措置入院

　　自傷他害のおそれがあって緊急の対応を要しますが，緊急性ゆえに措置入院の手続的要件を満たすことのできないことがあります．そのような場合に対応するため，精神保健指定医1名の診断で足りるなど，要件を措置入院に比べて緩和した位置づけの強制入院が緊急措置入院です．入院期間は72時間に限定されています．緊急措置入院は72時間を超えることができずに措置入院させるかどうかを決定しなければなりません．

＊配偶者，親権者，扶養義務者，後見人または補佐人が，該当者がいない場合等は市町村長が同意の判断を行います．

（5）応急入院

医療保護入院，措置入院，緊急措置入院のいずれの要件も満たさないが緊急性のある一定の条件のもと，入院期間を限って強制入院させる入院形態です．自傷他害の恐れがないものの，管理者の権限で強制入院できる点で医療保護入院と同質であり，緊急の場合の医療保護入院として理解することが可能です．医療および保護の依頼があること，急速を要し，その家族などの同意を得ることができないことの場合が対象となります．

自立支援医療

自立支援医療制度は，心身の問題に対応する医療について，医療費の自己負担を軽減する公費負担医療制度です．対象となるのは，以下の精神通院医療・更生医療・育成医療の3つの医療です．

①精神通院医療
通院による精神医療を継続的に要する者

②更生医療
身体障害者福祉法に基づき身体障害者手帳の交付を受けた者で，その障害を除去・軽減する手術などの治療により確実に効果が期待できる者（18歳以上）

③育成医療
身体に障害を有する児童で，その障害を除去・軽減する手術などの治療により確実に効果が期待できる者（18歳未満）

対象となる主な障害と治療例としては，精神通院医療に関しては精神疾患，更生医療・育成医療においては，肢体不自由・視覚障害・内部障害などがあげられます．

特定妊婦

特定妊婦とは，児童福祉法上，「出産後の養育について出産前において支援を行うことが特に必要と認められる妊婦」と定義されています．妊娠期からの切れ目のない支援において，児童虐待予防の観点から，心理社会的リスクのある親子についてはできるだけ早期から支援

JCOPY 498-16030

していくことが重要とされており，出産後，養育困難をきたすおそれが懸念される妊婦を特定妊婦として，親子保健では早期から積極的な支援が行われています．厚生労働省の養育支援訪問事業ガイドラインでは，若年，経済的問題，妊娠葛藤，母子健康手帳未発行・妊娠後期の妊娠届け，妊娠健康診査未受診等，多胎，妊婦の心身の不調のケースを「妊娠期からの支援の必要性〈特定妊婦〉」としてあげています．

精神障害者保健福祉手帳

精神障害者保健福祉手帳の目的は，一定程度の精神障害の状態にあることを認定し，精神障害者の自立と社会参加の促進のためにさまざまな支援策を図るためとなっています．何らかの精神疾患により，長期にわたり日常生活または社会生活に支障をきたしている人を対象としています．精神障害者保健福祉手帳の等級にはその障害の程度によって下記のように1級から3級に区分されます．

1級: 精神障害であって，日常生活の用を弁ずることを不能ならしめる程度のもの（おおむね障害年金1級に相当）
2級: 精神障害であって，日常生活が著しい制限を受けるか，または日常生活に著しい制限を加えることを必要とする程度のもの（おおむね障害年金2級に相当）
3級: 精神障害であって，日常生活もしくは社会生活が制限を受けるか，または日常生活もしくは社会生活に制限を加えることを必要とする程度のもの（おおむね障害年金3級に相当）

障害年金

国民年金施行令および厚生年金保健法施行令に定める程度の精神の重い障害があり，かつ，その状態が長期にわたって存在する場合，障害基礎年金，障害厚生年金および障害手当金の支給対象となります．

精神の障害の程度は，その原因，諸症状，治療およびその病状の経過，具体的な日常生活状況等により，総合的に認定されます．日常生活の用を弁ずることを不能ならしめる程度のものは1級に，日常生活が著しい制限を受けるかまたは日常生活に著しい制限を加えることを必要とする程度のものは2級に，労働が著しい制限を受けるかまたは労働に著しい制限を加えることを必要とする程度の障害を残すもの，

および労働が制限を受けるかまたは労働に制限を加えることを必要とする程度の障害を有するものは3級に，また，労働が制限を受けるかまたは労働に制限を加えることを必要とする程度の障害を残すものを障害手当金に該当するものと認定されます．対象となる精神の障害は，「統合失調症，統合失調症型障害及び妄想性障害」，「気分（感情）障害」，「症状性を含む器質性精神障害」，「てんかん」，「知的障害」，「発達障害」に区分されます．

周産期メンタルヘルスケアにおける親子保健・児童福祉の関係機関

保健センター

市区町村には保健センターが設置され，地域住民に対する健康相談，保健指導，予防接種や各種健診そのほか地域保健に関しての事業が行われています．保健師・看護師・栄養士などが配置されています．周産期メンタルヘルスケアにおける保健機関との連携では，保健センターの母子保健担当所管の保健師が重要な役割を担います．

子ども家庭支援センター

子育て家庭などに対する育児不安などについての相談指導，子育てサークルなどへの支援，地域の保育事業の実施，ベビーシッターなどの地域の保育資源の情報提供など，地域の子育て家庭に対する育児支援を行っています．地域によって，児童家庭支援センター，子育て支援センターなど名称が異なります．児童相談所が子ども家庭支援センターの機能を兼ねている地域もあります．

児童相談所

すべての都道府県および政令指定都市（中核都市にも設置できる）に設置されている児童福祉の専門機関です．子どもの養護が困難になったときの相談対応，児童虐待への介入・リスクアセスメント・援助，子どもの保護を行います．

JCOPY 498-16030

子育て世代包括支援センター

　子育て世代包括支援センターは妊娠期から子育て期にわたるまでのさまざまなニーズに対して総合的相談支援を提供するワンストップ拠点で，全国の市町村に展開されています．

　子育て世代包括支援センターの満たすべき基本3要件として，

① 妊娠期から子育て期にわたるまで，地域の特性に応じ，「専門的な知見」と「当事者目線」の両方の視点を活かし，必要な情報を共有して切れ目なく支援すること
② ワンストップ相談窓口において，妊産婦，子育て家庭の個別ニーズを把握した上で，情報提供，相談支援を行い，必要なサービスを円滑に利用できるよう，きめ細かく支援すること
③ 地域のさまざまな関係機関とのネットワークを構築し，必要に応じ社会資源の開発等を行うこと

があげられます．子育て世代包括支援センターは地域親子保健においてワンストップ拠点であると同時に，関係機関との連携のハブとなりえます．

メンタルヘルス不調の妊産婦に対する，医療・保健・福祉の多職種連携をした支援体制

　メンタルヘルス不調の妊産婦やその家族には親子保健のさまざまな職種・機関が関わりますが，職種や機関が違うと，連携した支援を行うことが難しいこともあります．日本周産期メンタルヘルス学会の診療ガイド「周産期メンタルヘルスコンセンサスガイド2017」では，「メンタルヘルス不調の妊産褥婦に対する，緊急度／育児・家庭環境／児の安全性確保に留意した医療・保健・福祉の具体的な連携と対応の仕方は？」というクリニカル・クエスチョンが設定され，多職種連携のあり方について述べられています．以下に，その推奨内容を紹介します．

1. 妊産褥婦のメンタルヘルス不調が考えられたときは，まず，緊急の対応を要するか否かを見極めることを推奨する．
2. 緊急性を要する場合には，可及的速やかに保健師に連絡を取るか，あるいは精神科救急につなげることを推奨する．
3. 緊急を要さず，かつ，精神科受診の必要がある場合，精神科受診勧奨をする．その際，保健師と連携し，また，連携先の精神科医療機関があれば直接紹介することを推奨する．
4. 育児・家庭環境の問題があり，母子保健関係者が介入したほうがよい場合，まず医療機関スタッフが相談にのった上で保健師に連絡し，DV があればそれらに加え女性相談センターへの相談を勧めることを推奨する．
5. 出生した乳児の安全性確保の必要性がある場合，保健師に連絡することを推奨する．
6. 本人・家族の抱える心理的・社会的問題や望んでいることを把握し対応する．

この推奨内容をフローチャートにしたものが 図1 です．

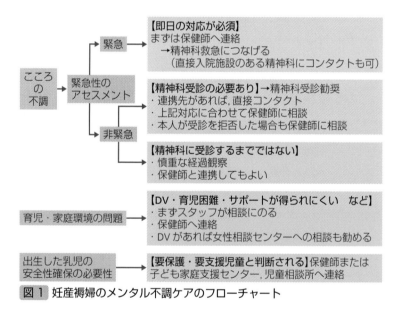

図1 妊産褥婦のメンタル不調ケアのフローチャート

　まず，メンタルヘルス不調の妊産婦のケアにおいて，現在の状態についての緊急性のアセスメントに留意することが大切です．周産期のメンタルヘルス不調では，ときに本人や家族の安全が懸念されるよう

な重篤な状況もあるからです

■ A. 緊急の対応の必要があると考えられる場合

下記のようなときは緊急性があると判断します.

① 自殺念慮・希死念慮があり, 本人がその気持ちを自分で抑える
ことができない

② 精神病症状（幻覚・妄想など）が急に出現または悪化した

③ 自分やまわりの家族・他人を傷つけてしまう危険性がある

このような場合は, まず, かかりつけ精神科医療機関の有無でその
後の対応が異なります.

・かかりつけの精神科医療機関がある場合

まずその医療機関に連絡します（院内に精神科が併設されていれ
ば, 精神科に連絡します）.

**・かかりつけがない場合, あるいは, かかりつけ医療機関主治医と連
絡が取れない場合**

平日日中: 圏域保健所の精神保健福祉担当部署や市区町村自治体の
母子保健担当か精神保健福祉担当部署に相談します.

夜間・休日: 地域の精神科救急情報センターに相談します. 受診で
きる病院を教えてもらいたい場合, 本人か家族が連絡する必要
があります.

■ B. 緊急ではないが精神科に紹介したほうがよい場合

精神症状ゆえに, 本人または家族の日常生活に支障をきたすほどの
状態であれば, 精神科治療を検討し, 本人に精神科の受診勧奨を行う
とよいでしょう. その際には, あわせて, 地域の母子保健担当の保健
師も相談にのってくれることを説明し, 保健師と連携して対応すると
よいでしょう.

■ C. 精神症状はあるものの精神科を受診するほどではない場合

各施設で慎重な経過観察を行い, 本人・家族の困っていることに対
応していくとよいでしょう.

前記 A.〜C. は一般の精神保健と同様であれば，周産期のメンタルヘルスケアにおいては，本人のみならず家族特に幼い子どものケアも必要となるところが特徴です．

下記 D., E. は家族のケアに関するものです．

D. 育児・家庭環境の問題がある場合

育児困難があったり，家庭環境の問題があったりするようであれば，相談にのりつつ，適宜必要な社会資源の導入も検討します．社会サービスの導入については，地域の母子保健担当保健師と連携して，保健師から紹介してもらうとよいでしょう．

また，DV の被害にあっているようであれば，保健師との連携以外に，女性相談センターへの相談をすすめるとよいです．

E. 児の安全性確保の必要性がある場合

児童相談所・子ども家庭支援センターや母子保健担当保健師と連携しつつ，家族の支援を行います．

さいごに

メンタルヘルス不調の妊産婦やその家族の支援において，さまざまな制度があり，また，さまざまな機関・職種が関わります．本稿で述べたような内容については，関係職種が共通認識とすることでスムーズな連携につながると考えられます．

▽ 参考文献
・厚生労働省．養育支援訪問事業ガイドライン．2009.
・厚生労働省．知ることからはじめようみんなのメンタルヘルス総合サイト．治療や生活に役立つ情報．
・日本周産期メンタルヘルス学会，編．周産期メンタルヘルス　コンセンサスガイド 2017. 2017.
・日本周産期メンタルヘルス学会，編．周産期メンタルヘルス　コンセンサスガイド 2017. 2017. CQ5.
・立花良之．母親のメンタルヘルスサポートハンドブック　気づいて・つないで・支える多職種地域連携．東京：医歯薬出版．2016.
・Tachibana Y, Koizumi N, Akanuma C, et al. Integrated mental health care in a multidisciplinary maternal and child health service in the community: the findings from the Suzaka trial. BMC pregnancy and childbirth. 2019; 19: 58.

JCOPY 498-16030

国立成育医療研究センター

住所 東京都世田谷区大蔵二丁目 10 番 1 号

website https://www.ncchd.go.jp/hospital/about/section/heart/

病床数 490 床

自施設での取組みの紹介

　国立成育医療研究センターでは，産科と精神科（こころの診療部乳幼児メンタルヘルス診療科）が連携して妊娠期から周産期のメンタルヘルスケアを行っています．妊娠中の産科の問診の中に心理社会的リスクアセスメントの項目を入れ，そこで心理社会的なリスクと判断された場合は，こころの診療部乳幼児メンタルヘルス診療科に紹介されます．心理社会的なリスクアセスメントのスクリーニングは，産後数日・産後 1 カ月健診でも行っています．同院では周産期メンタルヘルスケアについて，産科医・助産師・看護師・精神科医・小児科医・臨床心理士・医療ソーシャルワーカーからなる多職種チームで行っています．毎週 1 度，多職種でケースカンファレンスを行い，さまざまな心理社会的リスクを持つ妊産婦について情報共有をし，多職種で意見を出し合ってケアプランを立てています．

　また，地域の母娘保健・児童福祉との連携も積極的に行っています．妊産婦に心理社会的なリスクがあり，地域の親子保健や児童福祉と連携して対応したほうがよいと考えられる場合には，基本的に本人の同意のもと，それら機関と連携して対応しています．また，院内に子どもの生活安全対策室（子ども虐待防止委員会）が設置されており，1 カ月に一度関係者でケアカンファレンスを行っています．ここでは，特定妊婦や当院で出産後に養育不全・児童虐待のリスクのある家庭のケアについても話し合われます．乳幼児メンタルヘルス診療科では，妊産婦

のメンタルヘルスケアに合わせて就学前までの子どもやその家族のメンタルヘルスケアを行っています．妊娠期から特定妊婦として関わり，出産後も子どもの養育上の悩みについての相談に対応するケースも多くあります．妊娠期から育児期まで精神科で対応することで，妊娠期からの切れ目のないメンタルヘルスケアを行っています．立花らが厚生労働科学研究班で長野県須坂市において行った地域介入研究では，保健師が妊娠届出時にすべての妊婦に対して面接し妊婦に対し関係性を築き，心理社会的リスクアセスメントを行い，そこで心理社会的リスクありと判断されれば，院内・院外の多職種で連携して親子をケアするという取組みを行いました．この取組みの結果，地域全体の母親の産後のメンタルヘルスが向上（3～4カ月児健診時に行ったエジンバラ産後うつ病自己質問票の点数が統計的に有意に低下）するという効果が明らかになりました．このような取組みは，地域の保健センターのみならず，病院内でも妊娠期の問診票を用いた面接と心理社会的リスクアセスメント，その後の院内・院外の多職種連携による親子のケアとして可能と考えられます．ちょうど上記で紹介した国立成育医療研究センターにおける周産期のメンタルヘルスケアの仕組みは，須坂市で行った地域介入研究の母子保健システムの内容と合致しています．産科医療機関においても，妊娠期の問診などポピュレーションアプローチのタイミングを有効活用して妊産婦の心理社会的リスクアセスメントを行い，リスクありと判断された場合は多職種で連携して親子をケアしていくような，ポピュレーションアプローチとハイリスクアプローチを合わせた妊産婦やその家族のケアは有益と考えられます．

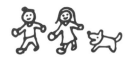

JCOPY 498-16030

Q & A

 保健所と保健センターの違いは？

 保健所と保健センターは名称が似ているものの，機能が違います．保健所は都道府県・政令指定都市・中核都市などに設置され，精神保健・難病対策・感染症対策など広域的・専門的サービスを行います．保健センターは市区町村に設置され，住民に身近な保健サービスを行います．医療機関が心理社会的リスクのある妊産婦やその家族のケアについて地域の保健機関と連携して対応したほうがよいと考えられる場合，基本的に保健センターの保健師に連絡することになります．一方，入院などが必要と考えられるような精神科救急対応が必要と考えられる際の連絡については，平日・日中であれば保健所が対応します（休日・夜間は，地域の精神科救急情報センターに連絡します）．

 妊産婦のメンタルヘルスケアで保健師と連絡を取る場合，保健センターのどの部署の保健師と連絡を取るか？

 保健センターにはさまざまな窓口があります．メンタルヘルスケアにおいては精神保健担当の部署もあります．しかし，妊産婦のメンタルヘルスケアのために医療機関が保健機関と連携して対応したほうがよいと考えられる場合，「妊娠期からの切れ目のない支援」のためにも親のみならず子どもも含めた家族全体のケアも念頭に置いたほうがよいため，基本的に母子保健担当部署に相談するとよいでしょう．母子保健担当部署の名称は「母子保健課」「健康づくり課」「親子保健課」「健康推進課」など地域によって名称が異なります．窓口が不明の場合は，保健センターに連絡し，母子保健担当部署につないでもらうとよいでしょう．

1 周産期メンタルヘルスの学びかた

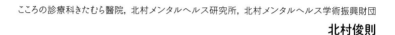

こころの診療科きたむら醫院, 北村メンタルヘルス研究所, 北村メンタルヘルス学術振興財団

北村俊則

はじめに

メンタルヘルスケアの領域に長くいると, この領域の達人には2種類あることに気が付きます. 数は少ないですが, ほとんど何の努力もせずに, 生まれながらの感受性を持っていて, ケアの力を持った人々がいます. もしあなたがそうした幸運な能力の持ち主であれば, この章は読み飛ばしてください. でもそうでない人々は, 努力を積み重ねなければなりません. この章は私という一例がこれまでどのような努力をしてきたかの報告です.

教科書を読もう

今でいう精神科研修医の時代に私が読んだ最初の教科書はMayer-GrossのPsychiatryでした. この教科書は共同執筆者がEliot SlaterとMartin Rothとい超豪華メンバーでした. その後は, Anderson & Trethowanの教科書（繰り返して4回通読しました）, そしてMichael Rutterの初版（児童精神医学）, Alwyn Lishman（器質精神医学）, Hans Eysenck（心理学）の教科書にも大きな影響を受けました. こうした標準的教科書は研修医・新人のうちに読んでおきましょう.

最新論文を読もう

教科書は広く認められた情報, つまり時代的に古い情報で作られています. 今でいう後期研修医になれば最新情報を雑誌論文から得ることが必要になります. 私の場合, それはBritish Journal of Psychiatry, American Journal of Psychiatry, Archives of General Psychiatry（現在

の JAMA Psychiatry）でした.

　すこし後からこれに Psychological Medicine が加わります．帰国してからはさらに Journal of Affective Disorder, General Hospital Psychiatry, Schizophrenia Bulletin, Journal of Personality and Social Psychology, Biological Psychiatry, Journal of Reproductive and Infant Psychology, Social Psychiatry and Psychiatric Epidemiology, Child Development, Evidence-based Mental Health などが加わり，毎月毎号読んだものです．いまでも，Archives of Women's Mental Health, Journal of Child and Family Studies, Psychological Medicine は毎号目を通しています．各領域には標準的トップジャーナルがあります（たとえば助産学の Midwifery など）．毎号通読しましょう．キーワードで検索した論文だけ読むのはだめです．それでは力がつきません．

🐦 自分自身で臨床研究をしよう

　雑誌論文を読むときは，批判的吟味が必要です．さもないと，統計のトリックや，研究デザインの誤り（特にバイアス）などを見破ることができません．私は日々の臨床で感じた疑問を自分で解決する臨床研究を行ってきたことで，こうした能力を得たと思います．自分の研究発表の臨床的意義と限界を理解できるからこそ，他者の研究報告も適切に吟味できるのです．インパクトファクターに頼って論文の評価をすることほど怖いものはありません．これまでに発表した 340 本ほどの論文と，その土台になった研究プロジェクトが，私の臨床力のインフラストラクチャーになりました．加えて投稿論文の査読を引き受けることも，考える力をつけるよい方法です．臨床でクライエントに接して情報を得てフォーミュレーションをする際に，自分の研究や先行研究で引用すべきものを頭に浮かべることが，臨床の技術の向上につながります．フォーミュレーションしないで臨床を行うことはとても危険です．「結果オーライ」では困ります．おそらく自ら研究を行わない臨床家の臨床は，ひどく独りよがりのものでしょう（「私の経験では……」「みんながこうしているから……」など）．一方，臨床との接点を失った研究者の報告は，これも独りよがりで臨床の役に立たないものになってしまうでしょう．

心理援助の技法を身につけよう

　　　周産期メンタルヘルスケアはクライエントの症状を軽減し，クライエント家族の機能を改善させることが目標です．「見守る」だけでは無意味です．われわれのケアは，「良くなってなんぼの商売」なのです．ですから，心理援助（心理療法）の技法を身につけましょう．薬物療法も重要ですが，それだけでは「第二神経内科」と同じです．昔と違って，実臨床に役立つ書籍や動画教材が多く入手できます．おすすめの必読書は The art and science of brief psychotherapies: A practitioner's guide（American Psychiatric Publishing）でしょう．拙著『心理介入教本』（北村メンタルヘルス研究所）もご覧ください．我田引水ですが『周産期メンタルヘルスプロフェッショナル研修』（北村メンタルヘルス学術振興財団）はおススメの動画教材です．

　　　周産期メンタルヘルスケアのターゲットは精神疾患ではありません．親子関係，夫婦関係，家族関係といった人間関係が支援の標的です．ですから，狭い医学，看護学にとどまらず，心理学，法学，政治学，倫理学など，幅広い知識をみにつけることが，支援の力を強いものにします．

これからの周産期精神医学の領域を考えよう

　　　周産期精神医学は他の医学領域と同じように，目まぐるしく進歩しています．1970 年代に重要であった産後うつ病は，その発症機構も治療方法も確立されており，近年は発表論文も漸減しています．周囲の多数が注目しているものだけ見ていては，トップランナーにはなれません．10 年後のトピックは何かを常に考えましょう．おそらくきたる 10 年のホットトピックは（新しい切り口から見た）周産期ボンディング障害，分娩後の PTSD，出産恐怖，（精神疾患としての）妊娠悪阻，妊娠への否定的あるいは両価的態度であろうと，私は考えています．皆様はいかがでしょう．

芸術から学ぼう

　　　児童期を振り返ると，私は文学少年・音楽青年でした．戯曲や小説

182

などの文学，絵画，音楽から吸収したことが周産期メンタルヘルスケアにとても役立っています．とくにイギリスが産んだ最初にして最大の精神病理学者といわれる Shakespeare の多くの作品は一読の価値ありです．マクベス夫人の強迫症状やオセロの嫉妬妄想は有名です．真夏の夜の夢の最後のパックの口上は心理療法が成功した時の雰囲気を思い出せますし，父親の子へのボンディングはベニスの商人のシャイロックに描写されています．論文を簡潔に書く技法は Priestley の Delight というエッセイで勉強しました．

人のこころ，特に感情を考える方法として，心理学や精神医学は新参者です．手法も不器用なものです．ずっと以前から人類は詩と音楽と絵画で自分たちの感情を理解してきました．個人的趣味をお許しいただければ，長谷川等伯の松林図（東京国立博物館蔵）にクライエントの感情を投影することもまれならずあります．

正しいことを正しいと考えられること．美しいものを美しいと感じられること．これが周産期メンタルヘルスを学ぶ上で必要な資質でしょう．ここまでお読みなって「もう絶対無理！」と思われる方へ一言．周産期メンタルヘルスはおススメではありません．あなたにはほかに力量を発揮できる領域がいくらもあるはずです．「無理ではないが，これでは時間がいくらあっても足りない」と思われる方．あなたの判断は正しいです．周産期精神医学や周産期メンタルヘルスは，人生のすべての時間を費やすに値する，深くて広く，また価値のある領域なのです．そして，いま覚悟を決めたあなた！　この領域にようこそお越しくださいました！

こころの診療科きたむら醫院

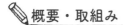

住所 東京都渋谷区富ヶ谷 2-26-3 富ヶ谷リバーランドハウス A 棟

website https://www.kokoroclinic.jp/index.html

✏️ 概要・取組み

　　全予約制（自費）のメンタルヘルスクリニック．基本的に週1回のセッションで，1回のセッションは60分．治療のターゲットは夫と赤ちゃんを含めた家族．個別療法に加えカップルセラピーや母児のセラピーも．薬物は必要最小限度とし，無投薬が原則．お連れいただいたお子様を必要に応じて助産師・保育士等がお世話．プライマリーナース制（担当看護師・助産師）を取り，来院時点，診察中からお帰りまで同一の看護師がお世話に当たります．診療から次回の予約までの期間にプライマリーナースが電話にて様子を伺います．往診や行政機関との連絡も．

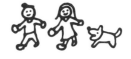

JCOPY 498-16030

Q & A

Q1 周産期メンタルヘルスを学ぶ際に身に着けるべき基礎学力は何ですか？

A1 3つあります．本文でも書きましたように，芸術，特に文学をよく読んで，人間のこころの理解に努めましょう．登場人物が主役であれ脇役であれ，その状況でどのような心持ちであったのかに思いを馳せましょう．おそらくご自分の人生と重ね合わせることになるでしょうね．できればひとりの作家の「追っかけ」になることがおススメです．第二に，英語力です．私の研修医の頃はちょうどドイツ語から英語への移行期でした．いまはほぼ100％英語でしょう．世界の流れと，トップクラスの臨床と研究を学ぶのに，英語は不可欠です．周産期メンタルヘルスは心を扱う学問ですから，感情表現を英語でできるくらいの水準は維持しましょう．自分の考えや感情を表現できてはじめて他人の表現も理解できます．第三に統計学です．ここ40年ほどの世界の最先端の臨床研究を「消化」するために，そして独りよがりの考えにとらわれないために，統計学の理解と能力は必須です．構造回帰モデルや測定不変性を含めた構造方程式分析（共分散構造分析）を知らないのでは，話になりません．これからの臨床家は項目反応理論やtaxometricsも身につけましょう．それがあなたの目の前にいる親子への支援の水準を上げることにつながるのです．

Q2 心理療法でクライエントに感情移入して，それを「引きずって」しまい，疲れることはありませんか？

A2 心理支援・介入・治療を行う際に共感は必須です．ところで，共感には認知的要素の強い部分と情動的要素が強い部分があります．医

療者に求められる共感は前者です。「自分はクライエントと同じ状況は経験していないが、もし自分がクライエントと同じ状況を体験すればどのように考え、感じ、行動するだろうか」というアプローチです。ですが、両者は表裏一体です。認知的共感の優秀な人は情動的にも感受性が豊かです。自身のクライエントとのセッション内容に「引きずられ」ることが全くないなら、それは共感性が薄いことの表れであり、おそらくメンタルヘルスケアには不向きなのでしょう。ところで、共感性が強いほど自分が落ち込むなど、心理的不適応を起こしやすいことが知られています。クライエントとのセッション内容に「引きずられ」て、自分自身がきつくなったら、いったんメンタルヘルスケアから撤退してください。クライエントとのセッション内容に「引きずられ」てもなお余力があれば、そのセッションの内容で自分が理解できた部分と理解できなかった部分を再度振り返りましょう。そして次のセッションについて計画を練るようにしましょう。この時、上司、同僚と時間をかけてカンファレンスを持ちましょう。事例ごとで異なりますが、こころの診療科きたむら醫院では1回のセッションン（60分）の前後で合わせて1時間ほどのセッションを持っています。

JCOPY 498-16030

2 国際社会における 周産期メンタルヘルス

医療法人風のすずらん会 メンタルクリニックあいりす **吉田敬子**

周産期メンタルヘルスの学術的な取組みは，英国を中心に1970年代後半から1980年頃にかけて始まりました．しかし，その重要性は，最近になってようやく国際的な機関である世界保健機関（WHO）や世界精神医学会（WPA）の声明で明確にされ，すべての妊産婦と家族のウェルビーイングを目指すようになりました．

国際社会における周産期メンタルヘルスの新しい風

妊産婦のメンタルヘルスは，産後うつ病などをはじめとする精神疾患に罹病している人と家族だけの問題だけではなく，すべての家族に関わることです．国際的には，Maternal Mental Health Alliance が「Everyone's Business」，つまり，われわれ一人ひとりに関わることというメッセージを込めたキャンペーンを行っています．周産期の精神疾患を体験しケアを必要としている英国の女性であれば，どこでも誰でも受けらえると提唱しており，このキャンペーンを英国内の90の団体がサポートしています．また，同じ目的を持つ国際的な Global Alliance Maternal Mental Health（GAMMH）も設立されています．

英国は周産期メンタルヘルスの学問と臨床の発祥の場ですが，現在でも周産期医学の専門家が全くいない地域もあります．精神疾患を発症しながら気づかれず医学的診断も受けられず，未治療の妊産婦が多いことがこのキャンペーンの始まりのきっかけであり，一般妊産婦への教育啓蒙と専門職の訓練に力を入れています．精神疾患を実際に体験した女性のインタビューも積極的に取り入れており，彼女たちの生の声を届けています．

ここでいう周産期メンタルヘルスの専門職とは，コミュニティチー

ムとして地域で妊産婦をケアしているスタッフから，入院治療を必要
とするより重症の精神症状を呈している妊産婦のために働く病院職員
までのすべてを指します．英国には，精神疾患を持つ出産後の母親と
健康な乳幼児を母子分離せずに母子単位でケアと治療をしている入院
施設があります．この施設は精神科母子ユニットと呼ばれ全英に存在
し，精神科医や心理師のみでなく，子ども担当の看護師やソーシャル
ワーカーなどを含んだ多職種のスタッフで支援しています．現在は，
妊婦も入院の対象となって受け入れられています．入院期間は数週か
ら数カ月です．この施設は短期的にみると一組の母子に対して多数の
スタッフが関わるので，精神科としてはコストのかかる病棟と言われ
てきました．しかし，子どもの長期的予後を計算すると，医療経済的
にはこの早期の母子双方に対する治療は優れた費用対効果があること
が明らかになっています．

関連する国際学会や機関で提唱される周産期メンタルヘルスの重要性

　妊産婦のメンタルヘルスの問題は，文化圏が異なるとその解釈も異
なってきます．周産期メンタルヘルスの代表的な国際学会に Marcé
Society があります．学術集会は 2 年ごとに開催され，さまざまな文
化圏の国との交流が盛んです．2016 年の大会で，Marcé Society の学
術的な発展の軌跡について Glangeaud-Freudenthal 女史が講演し，精
神科医師 Louis Victor Marcé が 1858 年に妊産婦と子育て中の母親の
精神的治療について多くの症例を含めて著書を出したことを紹介しま
した．その後，かなりの年月を経て 1980 年に Kumar, Hamilton,
Brockington, Cox, Margison, Paffenbarger, Winokur, Oates らが，
妊娠・出産に関連する精神障害の理解，予防，および治療を進めるこ
とを目的として国際学会を設立し，Marcé の功績をたたえて Marcé
Society と命名されました．この設立を機会に周産期メンタルヘルス
は劇的に進歩しました．

　最近の妊産婦のメンタルヘルスケアの動向については筆者らがまと
めていますが，周産期の女性のメンタルヘルスの重要性は世界保健機
関（WHO）によって提唱されています．支援の要点も明記されてお
り，エビデンスに基づくこと，費用対効果を考えること，精神障害の

JCOPY 498-16030

早期同定とマネジメントを行うために地域ベースでのソーシャルケア・サービスを設立すること，人権に配慮していること，地域社会的に健全であることの大切さを啓蒙する方策などとしています．

　世界精神医学会（WPA）でも，周産期のメンタルヘルスに関する声明（2017 年，2020 年に見直し）の中で，同じ概念を用いています．妊産婦医療提供者のさまざまなレベルでの否定的な態度や行動が，患者の幸福度，ケアへの満足度，ケアの求め方に影響を与えることが明記されています．

▽ **参考文献**
- The Maternal Mental Health Alliance（MMHA）
  〈https://maternalmentalhealthalliance.org/〉
- Mother and Baby Unit（Bethlem Royal Hospital）
  〈https://www.slam.nhs.uk/our-services/service-finder-details?CODE=SU0320〉
- Yoshida K, Iwayama M, Jayarajah CG, et al. Prenatal mental health: continuous care from pregnancy. In: Taylor E, Verhulst F, Wong J, editors. Mental health and illness of children and adolescents. Mental health and illness worldwide. Singapore: Springer. 2020. 〈https://doi.org/10.1007/978-981-10-0753-8_25-1〉

風のすずらん会 メンタルクリニックあいりす

 住所 福岡県福岡市中央区桜坂 3 丁目 4-28 ハイムニュー桜坂 1 階
website https://www.kaze-suzuran.com/iris/

✎ メンタルクリニックあいりすの取組みと特徴

　　英国で 40 年前に周産期精神医学が発展し始め，その後，早い時期から日本の大学や研究機関から研究者も渡英し，この領域を学びました．筆者もその一人ですが，わが国の医療制度や文化の違いもあり，帰国時の 1990 年代には，わが国には地域に根差した周産期精神医療は，進んでいませんでした．周産期のメンタルヘルスは，赤ちゃんの誕生を取り巻く地域で生活している妊産婦とご家族すべての問題です．それから 30 年余が経過し，筆者も大学を離れ，福岡市で地域の妊産婦と子どもの精神医療に携わっています．

　　産婦人科から紹介された妊産婦が精神科クリニックを受診する不安や抵抗はご家族によってさまざまです．筆者のクリニックは，妊産婦と子どもの精神科を専門としているため，待合室にはさまざまな年齢の子どもとそのご家族がおられ，赤ちゃんの笑顔は皆の注目の的です．ご家族がアットホームな雰囲気で過ごす場所となるように工夫して，暖かい色のソファーやベビーラックを備えています．地域のクリニックは，そこで生活する患者様と長く関わることができ，子どもとご家族の成長に沿って診療も営われます．ライフサイクルの視点から，赤ちゃんが次世代の親になるまでを含めて，ご家族のウェルビーイングの向上をサポートする診療を目指しています．

JCOPY 498-16030

Q & A

 周産期メンタルヘルスを学ぶ国際的な場はありますか？

 はい，本文でも紹介しましたが，代表的には，Marcé Society（The International Marcé Society for Perinatal Mental Health）があります．この学会は，周産期の女性とそのパートナー，および赤ちゃんの精神的健康を取り巻く研究の推進と支援を目的としています．精神科医，心理師，小児科医，産婦人科医，助産師，保健師，看護師，ソーシャルワーカー，乳幼児専門家などの多職種の集まりです．会員全員宛には Marcé Society 本部からメーリングリストを使ってさまざまな情報が発信されます．

 日本語で国内外の情報を得ることはできますか？

 Marcé Society には，共通言語や地域をグルーピングした地域グループをつくることができ，現在，13 の支部の地域グループがあり日本もその一つです（英国，フランス語圏，ドイツ，イタリア，日本，北アメリカ，北欧，ポルトガル，スペイン，オーストラリア，ギリシャ，南アフリカ，チリ／南米）．日本グループは 2016 年に設立され，国際的な情報を翻訳して日本グループの会員向けに届けており，日本語で国際動向がわかります[1]．

▽ 文献

1) Marcé Society Japanese Regional Group 〈https://www.marcesociety-japan.com/〉

● 本書執筆者医療機関所在地

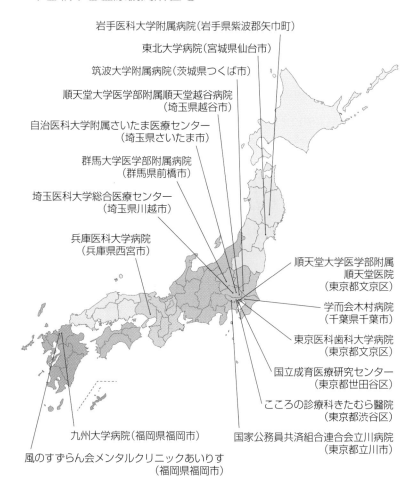

岩手医科大学附属病院(岩手県紫波郡矢巾町)

東北大学病院(宮城県仙台市)

筑波大学附属病院(茨城県つくば市)

順天堂大学医学部附属順天堂越谷病院
（埼玉県越谷市）

自治医科大学附属さいたま医療センター
（埼玉県さいたま市）

群馬大学医学部附属病院
（群馬県前橋市）

埼玉医科大学総合医療センター
（埼玉県川越市）

兵庫医科大学病院
（兵庫県西宮市）

順天堂大学医学部附属
順天堂医院
（東京都文京区）

学而会木村病院
（千葉県千葉市）

東京医科歯科大学病院
（東京都文京区）

国立成育医療研究センター
（東京都世田谷区）

こころの診療科きたむら醫院
（東京都渋谷区）

九州大学病院(福岡県福岡市)

国家公務員共済組合連合会立川病院
（東京都立川市）

風のすずらん会メンタルクリニックあいりす
（福岡県福岡市）

JCOPY 498-16030

索　引

編集者略歴

安田貴昭（やすだ　たかあき）
埼玉医科大学総合医療センターメンタルクリニック　准教授，診療副部長

1997 年浜松医科大学医学部医学科卒業．同年から東京女子医科大学精神医学教室にて初期研修，総合病院精神科，精神科単科病院などで精神科医療に従事．2004 年から 2008 年まで株式会社麻生飯塚病院総合診療科と精神科に勤務．2009 年から埼玉医科大学総合医療センターメンタルクリニックに勤務，現在に至る．

医師，医学博士，臨床心理士
精神保健指定医，日本精神神経学会認定精神科専門医
日本周産期メンタルヘルス学会評議員

周産期メンタルヘルスのための
いちばんやさしい精神医学　　　　　　　　©

発　行	2022 年 3 月 31 日　1 版 1 刷		
編著者	安　田　貴　昭		
発行者	株式会社	中外医学社	
	代表取締役	青　木　　　滋	
	〒 162-0805　東京都新宿区矢来町 62		
電　話	（03）3268-2701　（代）		
振替口座	00190-1-98814 番		

印刷・製本/横山印刷㈱　　　　　　　　　〈KH・YK〉
ISBN978-4-498-16030-9　　　　　　　Printed in Japan